Frank Seefelder

Wege aus dem Wechselbad der Hormone

Leitfaden Chinesische Eigentherapie

BAND 2

Chinesische Eigentherapie gegen Beschwerden bei der Menstruation, Schwangerschaft und in den Wechseljahren

ISBN 978-3-89767-800-2

Frank Seefelder:
Wege aus dem Wechselbad der Hormone
Leitfaden Chinesische Eigentherapie, Band 2:
Chinesische Eigentherapie bei der Menstruation,
Schwangerschaft und in den Wechseljahre

Umschlag: Murat Karaçay
Fotografien: Sabine Grothues, Düsseldorf,
website: www.foto-grothues.de
Redaktion: Katja Hiller
Satz: Sebastian Carl, Amerang
Herstellung: Reyhani Druck & Verlag,
Darmstadt

www.schirner.com

1. Auflage 2009

Frank Seefelder: **Wege aus dem Wechselbad der Hormone**

Leitfaden Chinesische Eigentherapie

BAND 2

Chinesische Eigentherapie gegen Beschwerden
bei der Menstruation, Schwangerschaft
und in den Wechseljahren

Schirner Verlag

Über das Buch

Der zweite Band der Reihe »Leitfaden Chinesische Eigentherapie« widmet sich den Beschwerden, die im weiblichen Körper durch die Schwankungen des Hormonhaushalts entstehen. Frank Seefelder behandelt in diesem Buch drei Themenschwerpunkte: Regelbeschwerden und PMS, Schwangerschaft sowie Wechseljahre. Die Eigentherapievorschläge und ein spezielles Übungsprogramm aus Qigong-Bewegungsübungen, Entspannungsmeditationen, Selbstmassagen, Akupressurübungen und Tipps zur Ernährung sind diesen Schwerpunkten angepasst. Das umfangreich bebilderte Buch bietet jeder Frau die Möglichkeit, die verschiedenen »Zustände« ihres Körpers zu verstehen und den eigenen Körper zu harmonisieren. Auch die aktuellen Themen »Unerfüllter Kinderwunsch« sowie »Neurodermitisprophylaxe für das ungeborene Kind« werden vom Autor ausführlich erläutert.

Über den Autor

Frank Seefelder, Jahrgang 1959, lebt in Frankfurt am Main, ist Seminarleiter und arbeitet als TCM-Lehrer und -Dozent. Seit vielen Jahren unterrichtet er das klassische Taijiquan des Wu-Stils und ist auf besondere Krankheitssymptome und deren Behandlung durch ganzheitliche Methoden wie Qigong, Massage und altchinesische Diätetik spezialisiert.

Besuchen Sie den Autor auf seiner Homepage.
Weitere Informationen finden Sie unter: www.frankseefelder.de

Inhalt

Vorwort

Das Leben im Allgemeinen und der Körper im Besonderen funktionieren ausschließlich durch Kommunikation. Im Körper findet der Datentransfer auf zwei Wegen stattfindet: auf den Nervenbahnen und im Hormonsystem. Grundsätzlich verfolgt jede Nachricht den Zweck, eine Veränderung im Organismus zu bewirken.

Beide Wege unterscheiden sich vor allem durch die Geschwindigkeit der Informationsübertragung. Bis auf wenige Hormone, wie z. B. das Adrenalin, funktioniert die hormonelle Übermittlung von Botschaften eher gemächlich. Die Nervenbahnen hingegen übertragen Informationen mit einer unvorstellbaren Geschwindigkeit von mehreren hundert Stundenkilometern. Eine Weiterleitung von Informationen über Schmerzen oder Verletzungen überlässt der Körper aus diesem Grund den Nervenbahnen, weil so größere körperliche Schäden verhindert werden können.

Hormone leiten aufgrund der geringen Übertragungsgeschwindigkeit Prozesse ein, die sich regelmäßig wiederholen oder die eine längere Zeit der Veränderung und Anpassung erfordern. Sie bestimmen z. B. über die Menstruation, den Verlauf der Schwangerschaft und die körperlichen Veränderungen in den Wechseljahren.

Gerade weil die hormonell bedingten Veränderungen beim weiblichen Geschlecht offensichtlich sind, werden Frauen gerne fälschlicherweise als »hormongesteuert« dargestellt. Aber Männer »funktionieren« genauso. Der eher abwertende Begriff der Hormonsteuerung vermittelt den Eindruck, dass die Botenstoffe willkürlich Nachrichten versenden. Doch diese Vorgänge werden von der menschlichen Psyche und Seele gesteuert. Seele und Psyche bestimmen, welche Nachrichten wohin geleitet werden, damit der Mensch intakt ist und Emotionen entwickelt.

Dieses Buch gewährt Ihnen einen Einblick in bestimmte Abläufe und Phasen in Ihrem Leben, die sowohl körperlicher als auch partnerschaftlicher Natur sind. Erfahren Sie, wie sich die Liebe, die Sexualität und die Partnerschaft bio**logisch** und »hormongesteuert« erklären lassen. Gewinnen Sie einen Einblick in die Philosophie und die Denkmodelle der Traditionellen Chinesischen Medizin, kurz TCM genannt. Lernen Sie Mittel und Wege der chinesischen Heilkunde kennen, die Ihnen bei den natürlichen hormonellen Veränderungen, dem Wechselbad der Hormone, helfen, Ihre Balance zurückzugewinnen. Sie werden erstaunt sein, wie leicht Sie die Methoden erlernen können und wie einfach sich die Ratschläge und Übungen in den Alltag integrieren lassen.

Warum gerade ein Mann ein Buch zu den Themen Menstruation, Schwangerschaft und Wechseljahre schreibt, sei an dieser Stelle kurz erklärt. Ich bin Lehrer für Qigong und Taijiquan, das chinesische Schattenboxen. Immer wieder sprachen mich Frauen in meinen Kursen auf ihre individuellen Probleme an und suchten Rat. Da fast 90 Prozent meiner Kursteilnehmer Frauen sind, habe ich mich auf frauenspezifische Themen spezialisiert. Dieses Buch ist das Ergebnis meiner Arbeit und spiegelt die Erfahrungen aus meinen Workshops wider. Ich bin mir sicher, dass auch Sie in diesem Buch eine Hilfestellung finden. Sie finden Meditationen in Bewegung (Qigong), Entspannungs- und Atemübungen, Möglichkeiten zur Eigenaktivierung der Energie (Massage und Akupressur) und Ernährungstipps. Die einzigen Fähigkeiten, die Sie auf dem Weg zu Ihrem persönlichen Erfolg brauchen, sind Geduld, Gelassenheit und Ausdauer.

Ich wünsche Ihnen viel Spaß und Abwechslung bei der Entdeckung neuer Wege und, dass Sie gute Erfahrungen bei der positiven Einflussnahme auf Ihr Hormonsystem machen.

SEEFELDER

Frank Seefelder

Einleitung

Regelbeschwerden und PMS

Für manche Frauen ist es nur ein notwendiges Übel, für andere ein wiederkehrendes und sehr schmerzhaftes Ereignis: die Menstruation. Viele Frauen beschreiben die Regelblutung als »monatlichen Ausnahmezustand«, und nur wenige Frauen sehen sie als Vorrausetzung zur Entstehung von neuem Leben. Jede Frau empfindet die Schmerzen vor oder während der Regelblutung anders. »Echte« Regelschmerzen oder PMS fallen jedoch häufig so stark aus, dass die Betroffenen für einen oder mehrere Tage krank sind.

Der Unterschied zwischen Menstruationsbeschwerden und dem Prämenstruellen Syndrom, kurz PMS genannt, liegt in der Zeit des Auftretens der Beschwerden. PMS tritt vor der Blutung auf und verschwindet dann am ersten oder zweiten Tag wieder. Frauen mit Menstruationsbeschwerden hingegen haben vor dem Einsetzen der Monatsblutung keine oder kaum Probleme und die Symptome zeigen sich nur während der Regelblutung. Man geht davon aus, dass etwa 30 bis 50 Prozent der Frauen im gebärfähigen Alter unter PMS leiden.[1] Viele Frauen empfinden diese Zeit als stark belastend und leiden sehr unter den verschiedenen Bewerden.

Unter dem Begriff »Syndrom« versteht man ein Krankheitsbild, das sich aus mehreren Symptomen zusammensetzt. Die Liste der bekannten PMS-Symptome ist lang. Es existieren viele körperliche und seelische Beschwerdebilder, die dem PMS zugeordnet werden. Weltweit anerkannt sind etwa 50 Symptome, die als

1 Vgl.: Medizinauskunft™. Neues aus der Medizin. Gutes für die Gesundheit. Die Website zum Thema PMS finden Sie unter der Adresse: http://www.medizinauskunft.de/artikel/diagnose/Frauengesundheit/30_09_pms.php.

Anzeichen für das Prämenstruelle Syndrom gelten. Ich möchte Ihnen einen Auszug aus dieser Liste präsentieren. Die meisten der Symptome treten auch bei Menstruationsbeschwerden auf:

Körperliche Symptome sind:

- Kopfschmerzen
- Übelkeit
- Müdigkeit und Abgeschlagenheit
- angeschwollene und schmerzende Brüste
- ein aufgedunsener Unterbauch begleitet von einem Völlegefühl
- Krämpfe im Unterleib
- eine erhöhte Sensibilität auf Gerüche, Geräusche oder optische Reize

Seelische Symptome sind:

- Reizbarkeit und Aggressivität
- starke Stimmungsschwankungen
- Antriebslosigkeit, aber auch Hyperaktivität
- Ruhelosigkeit
- Abgeschlagenheit
- Ängste

PMS und Menstruationsbeschwerden werden von einem hormonellen Ungleichgewicht hervorgerufen, das durch Stress und psychischen Druck noch verstärkt wird. Obwohl die Ursachen von PMS noch nicht vollständig erforscht sind, geht man davon aus, dass der Gehalt der weiblichen Hormone Progesteron und Östrogen nicht mehr ausgewogen ist.

Im Rahmen Ihrer Selbsthilfe arbeiten Sie nicht nur an der Wiederherstellung dieser Balance. Die Eigentherapie hat vor allem einen präventiven Charakter, denn ein frühzeitiger Beginn des Programms bringt die größten Erfolge. Neben einer kurzzeitigen Umstellung der Ernährung nach den Regeln der altchinesischen Diätetik und dem Anwenden der Selbstmassagen und Akupressuren wirken die Bewegungsmeditationen (Qigong) sowie die Atem- und Entspannungsübungen besonders effektiv. Eine regelmäßige Entspannung beeinflusst Ihre Menstruation positiv und die Intensität der Beschwerden kann abnehmen. Lesen Sie mehr zu diesem Themengebiet im Kapitel zur Eigentherapie bei Regelbeschwerden und PMS (siehe S. 100).

Schwangerschaft

Viele Paare haben Schwierigkeiten, Kinder zu bekommen. Vielleicht ja auch Sie? Doch Sie können die Erfüllung Ihres Wunsches, auch neben den Alternativen der künstlichen Befruchtung, aktiv unterstützen und fördern. Die Möglichkeiten der chinesischen Heilkunde und vor allem die Chancen der Selbsthilfe erfahren Sie in diesem Buch. Während bei Regelbeschwerden und PMS nur an einigen Tagen Beschwerden durch hormonelle Abweichungen ausgelöst werden, verändert sich der Hormonhaushalt während einer Schwangerschaft für einen langen Zeitraum. In dieser Zeit hat die Sicherung des neuen Lebens Priorität. Wenn in einem Körper plötzlich zwei Menschen versorgt werden, bedarf das natürlich ganz erheblicher Verschiebungen der Energien. Dies kann für den Organismus ganzheitlich gesehen eine große Herausforderung darstellen.

Albert Einstein vermutete, dass alles, was wir als Materie wahrnehmen, im Grund nichts anderes ist als eine hohe Konzentration von Energie auf kleinstem Raum. Seine Schlussfolgerung war, dass komprimierte Energie immer eine bestimmte

Form erhält – die Materie. Folgen wir seiner Theorie, ist der Mensch das »Energiebündel«, mit dem wir bestimmte Menschentypen umgangssprachlich auch bezeichnen. Sie erkennen, dass Einsteins Theorie und die Annahmen der TCM übereinstimmen. Das »Energiebündel« Menschen reagiert auf die große Kraft des Universums, der Mikrokosmos Mensch im Makrokosmos Natur. Wenn das »Energiebündel« Frau nur ein kleiner Teil einer großen Energie ist, wirken sich auch Veränderungen und Schwankungen dieser Kraft auf sie aus. Jeder Einfluss wirkt ganzheitlich und verändert dabei immer die Gedankenwelt, die Welt der Vorstellungskraft und auch die Emotionen. Der Körper reagiert wiederum muskulär und vegetativ.

Eine Schwangerschaft verändert den Energiehaushalt der Frau. Die neuen Voraussetzungen erfordern eine Umverteilung der Energie. Der Organismus des Kindes befindet sich in einer Wachstumsphase, und darauf reagiert der Körper der Schwangeren. Er lernt ständig dazu und seine Kontrollmechanismen werden regelmäßig neu ausgerichtet. Diese Vorgänge können Sie selbst beeinflussen, denn Abweichungen eines ausgeglichenen Energieflusses führen beispielweise zu Schwangerschaftserbrechen. Lassen Sie sich von der chinesischen Heilkunst auf Ihrem Weg durch die Schwangerschaft begleiten, und profitieren Sie und Ihr ungeborenes Kind von den Präventionswirkungen dieses natürlichen und ganzheitlichen Gesundheitssystems. Die entsprechenden Übungen finden Sie im Kapitel zur Eigentherapie in der Schwangerschaft (siehe S. 130).

Wechseljahre

Die Wechseljahre sind für den Körper, den Geist und die Seele ein einschneidender Zeitabschnitt. Sie setzen durchschnittlich bei Frauen im Alter von Mitte Vierzig bis Ende Fünfzig ein, das sind etwa zehn Millionen Frauen in Deutschland. Rund 80 Prozent dieser Frauen zeigen starke bis sehr starke Symptome. Die Hitzewallungen sind das wohl bekannteste Anzeichen des Klimakteriums. Der ursprünglich Begriff »klimaktér« stammt aus dem Griechischen. Er bezeichnet wörtlich »einen kritischen Zeitpunkt im Leben« und beschreibt diese Veränderung in Körper, Geist und Seele der Frau sehr genau. Der Verlust der Möglichkeit zur Fortpflanzung stellt ein erhebliches psychisches Problem dar und erfordert auch körperlich eine Umstrukturierung.

Die Intensität der Symptome hängt von den psychischen und seelischen Faktoren ab, welche die Frau in dieser Phase begleiten. Je stärker die Verlustangst ist sowie das Gefühl der Unvollständigkeit und des Minderwertes sind, desto intensiver spüren die betroffenen Frauen die Anzeichen der hormonellen Veränderung. Diese sind beispielsweise:

- überraschend auftretende Hitzewallungen
- Schwindelgefühle
- Kopfschmerzen
- Herzklopfen und plötzlich auftretendes Herzrasen
- Einschlaf- und Durchschlafprobleme
- Nervosität
- Depressionen oder depressive Verstimmungen

Zudem haben viele Frauen das Gefühl, dass die Wechseljahre zu früh einsetzen. Aus der heutigen Sicht ist das vielleicht so, doch vor 150 Jahren lag die Lebenserwartung einer Frau bei durchschnittlich 38 Jahren.[2] Die derzeitige Lebenserwartung einer Frau liegt deutlich über 70 Jahren. Die Evolution kann sich nur langsam auf die gesellschaftlichen und technischen Veränderungen einstellen und nicht mit der rasanten Entwicklung der Medizin mithalten. Die Anpassung des Körpers an die jeweiligen Gegebenheiten braucht Zeit.

2 Vgl. Margaret Minker: Hormon und Psyche. Vollständig überarbeitete Ausgabe. München: 1996, S. 161.

Die chinesische Heilkunde bietet Ihnen viele Mittel, wie Sie sich diese Umstellungsphase erleichtern können. Sie finden in diesem Buch vielleicht überraschende Ansichten und Unterstützung. Werden Sie selbst aktiv, und probieren Sie die Übungen im Eigentherapieteil (siehe S. 181) aus.

Kommunikation

Es stolpern mehr Menschen
über ihre Zunge
Als über ihre Füße.

Tunesische Weisheit

Die Kommunikation ist ein Urinstinkt, ein Grundbedürfnis und eine Notwendigkeit des menschlichen Zusammenlebens. Die Verständigung zwischen den Menschen verfolgt streng genommen nur zwei Ziele:

- Gefahren abzuwehren
- die Fortpflanzung zu sichern

Bevor die Hormone unser Handeln bestimmen und das Verlieben, die Sexualität und die partnerschaftlichen Bindung beeinflussen, findet Kommunikation statt. Sie müssen Ihren Zukünftigen schließlich zuerst mit Worten, Taten oder dem Körper anzusprechen.

Kommunikation ist die Sinnlichkeit des persönlichen Ausdrucks eines Individuums. Der Mensch teilt sein Inneres an die Umwelt mit. Er möchte sich darstellen, wenn es um die Fortpflanzung geht, und muss sich bemerkbar machen, wenn er sich in Gefahrensituationen schützen will. Er zeigt seine Grenzen auf und verschließt sich gegenüber anderen. Oder aber er öffnet sich zur Kontaktaufnahme und zum Kennenlernen seines Kommunikationspartners. Über alle Sinne nimmt der Körper die Informationen aus der Umwelt auf, auch die der Verständigung. Sehen, Fühlen,

Hören, Riechen und Schmecken bestimmen darüber, welche Informationen der Körper aufnimmt und was der Verstand anschließend verarbeitet.

In unserer globalisierten Welt kann die Sprache nicht der einzige Weg der Kommunikation sein. Einzelne Sprachkulturen können sich zwar verständigen, verstehen sich aber oft nicht. Auch innerhalb einer Sprache sorgen Dialekte von Verwunderung über Erheiterung bis hin zu Unverständnis. In der Kommunikation kann auch vieles misslingen, sodass ein falsches Verständnis oder eine falsche Ausdrucksweise beim Gegenüber zu Problemen führen kann. Meine Meinung erscheint Ihnen auf den ersten Blick vielleicht humoristisch zu wirken, aber es steckt auch im Humor ein bisschen Wahrheit. Gott schuf die unterschiedlichen Sprachen zur Arterhaltung, denn wer nicht miteinander kommunizieren kann, geht getrennte Wege. Diejenigen, die sich verstehen, wollen gemeinsam überleben und entwickeln eine erfolgversprechende Überlebensstrategie. Die unterschiedlichen Sprachen bewirkten, dass sich verschiedene Völker oder Volksstämme selbstständig entwickelten und ihre eigenen Wege gingen. Diese Entwicklung beugt der Gefahr vor, dass die ganze Menschheit eine vielleicht todbringende Richtung einschlägt und von der Welt verschwindet.

Kommunikation schafft Fakten, sie projiziert die innere Entwicklung und Einstellung nach außen. Glauben Sie, dass Ihre Entscheidungen rational und durchdacht sind? Oder ist das vielleicht ein Irrglaube? In jeder Verständigungssituation, sei es der persönliche Kontakt mit einem anderen Menschen, das Telefongespräch oder auch eine E-Mail, schätzen wir den Wert der Informationen blitzschnell ab. Dabei spielt es eine wichtige Rolle, ob eine Gefahr besteht, von wem die Mitteilung kommt oder ob sie als wichtig eingeschätzt wird. Diese und viele weitere Details werden in Sekundenbruchteilen von uns abgeglichen. Jede Information durchläuft diesen Prozess, egal, ob sie sich später als sehr wichtig oder als völlig uninteressant herausstellt. Müssten Sie jeden Aspekt der Informationen wirklich bewusst durchdenken und bewerten, würden Sie bei der täglichen Flut an Informationen in kürzester Zeit wahnsinnig werden. Die Natur hat es so eingerichtet, dass wir das Sortieren und Bewerten unbewusst vornehmen. Unsere Aufgabe ist es dann, das Ergebnis dieses Prozesses nach außen zu transportieren oder die Nachricht einfach zu vergessen. Aus diesem Grund ist der Schlaf für uns so wichtig, wir lernen im Schlaf. Gesteuert durch Nervenimpulse und Hormone werden die Informationen des Tages vom Kurzzeitgedächtnis in das Langzeitgedächtnis übertragen. Dort stehen sie uns jederzeit zum Abruf bereit. Nur die wichtigen Tageseindrücke und Momente, die uns am meisten beeindruckt haben, sind in dieser »Datenbank« gespeichert. Wenn wir alle Informationen in den Speicher aufnehmen würden, wäre er bald überlastet. Darum verschwinden unzählige Kleinigkeiten aus unserem Gedächtnis.

Ihre Erwartungshaltung entscheidet über Ihre Wertung

Die Chinesen haben schon vor Tausend Jahren beschrieben, dass Gut und Böse keine greifbaren Werte sind. Die Natur kennt kein Gut oder Böse, da diese Kategorisierung immer mit einer individuellen Bewertung zusammenhängen. Deshalb tauchen diese Begriffe auch nicht im Yin- und Yang-Denkmodell auf, in dem fast alle Vorgänge in ein Verhältnis zueinander gesetzt werden. Man kann vieles, sollte aber nicht alles bewerten.

Schon bevor ein Ereignis eintritt, versprechen Sie sich bewusst und unbewusst ein bestimmtes Ergebnis. Das ist völlig normal, so handelt jeder Mensch. Aber Ihre persönliche Haltung stimmt nicht zwangsläufig mit den Erwartungen anderer Menschen überein. Ich möchte Ihnen ein kurzes Beispiel geben: Stellen Sie sich vor, dass Sie mit Ihrer besten Freundin verabredet sind, der Termin steht schon seit Langem fest. Sie haben vereinbart, dass sie gemeinsam einen Einkaufsbummel unternehmen und anschließend etwas essen gehen und reden wollen. Also erwarten Sie genau dies von dem Treffen. Ihre Freundin hat aber zwischenzeitlich ihre Meinung geändert und möchte lieber in den Park spazieren gehen und anschließend einen Film im Kino sehen. Das ist ihre neue Erwartungshaltung. Diese Situation birgt in jedem Fall ein Stresspotenzial in sich, vielleicht kann sie sogar ein Anlass zum Streit sein, da beide Erwartungshaltungen für diesen Termin vielleicht enttäuscht werden. Sie ändern eventuell Ihren Plan, aber die Enttäuschung wird bleiben. Ihre persönliche und unerfüllte Erwartungshaltung löst Ihre Frustration aus, nicht Ihre Freundin. Wenn Sie Stress und Enttäuschungen vermeiden wollen, setzen Sie Ihre Wünsche nicht zu hoch an, und bleiben Sie flexibel. Wenn Sie diese Punkte berücksichtigen, gehen Sie stressfreier durch das Leben.

Es ist egal, wer etwas sagt!?

Stimmen Sie dieser Aussage zu? Verändert sich eine Information durch den Wechsel des Sprechers? Der Inhalt kann Wort für Wort derselbe sein und trotzdem fassen Sie ihn völlig unterschiedlich auf. Auch dazu möchte ich Ihnen ein Beispiel geben: Ihr Partner sagt zu Ihnen: »Nimmst du bitte den Müll mit, wenn du nach draußen gehst?« Sie verstehen, dass der Müll entsorgt werden muss. In der Familie oder bei Freunden würden Sie dieser Bitte selbstverständlich Folge leisten. »Nehmen Sie bitte den Müll mit, wenn Sie nach draußen gehen?« Derselbe Satz, nur im förmlicheren Sie gesprochen, enthält dieselben Informationen. Stellen Sie sich aber vor, Ihr Friseur fragt Sie dies, wenn Sie das Geschäft verlassen, oder Ihr Vorgesetzter stellt Ihnen diese Frage am Ende einer Besprechung. In diesen Fällen würden Sie sicherlich mit Unverständnis reagieren. Sie sehen also, dass es für die Einschätzung und Ihr Verhalten eine erhebliche Bedeutung hat, wer etwas zu Ihnen sagt.

Informationsarten

Unser Leben ist abwechslungsreich, vielseitig und manchmal kompliziert, aber unsere Möglichkeiten zu kommunizieren sind recht einfach und beschränken sich auf zwei Wege.

Verbale Kommunikation

Das gesprochene Wort kommt Ihnen sicherlich als erstes in den Sinn, wenn Sie den Begriff »Kommunikation« hören. Am besten lassen sich Zahlen, Daten und Fakten auf diesem Weg transportieren. Die großen Nachteile der verbalen Kommunikation sind:

- Sender und Empfänger müssen sich verstehen – die gleiche Sprache ist die Grundanforderung für diese Form der Verständigung. Mit einer gleicher Sprache ist an dieser Stelle nicht nur die Sprache einer Nation gemeint, sondern auch der individuelle Wortschatz.
- Der Sender muss möglichst eindeutig und klar kommunizieren, damit der Empfänger nichts missversteht.
- Der Empfänger sollte sein eigenes Empfinden und persönliches Bewerten während der Kommunikation außer Acht lassen. Beim sachlichen Zuhören gibt es die wenigsten Möglichkeiten zur falschen Interpretation.
- Die verbale Kommunikation eignet sich besonders dafür, Unwahrheiten zu verbreiten. In Worte lassen sich die größten Lügen fassen und mit etwas Geschick des Lügners so, dass der Belogene es nicht merkt.

Nonverbale Kommunikation

Die Sprache ohne Worte fasziniert mich besonders. In dieser Kommunikationsart können wir Gedanken und Gefühle zeigen, die wir im Wort nicht äußern können. Umgangssprachlich sagen wir: »Ein Blick sagt mehr als tausend Worte«. Mimik, Gestik und Körperhaltung sind die optischen Spiegel unserer Seele und erzählen die Geschichte unseres Lebens. Wer gelernt hat, die Körpersprache anderer Menschen zu interpretieren, dem erschließt sich eine Informationsquelle, in der Lügen kaum Platz haben. Menschen mit einem erfüllten Leben, Menschen mit Humor und Menschen, die viel gelacht haben und den negativen Seiten des Lebens positiv begegnen, sieht man Ihre Lebenseinstellung an. Häufig strahlen ältere Menschen etwas Positives aus, obwohl sie ihr Gesicht nicht bewegen. Sie haben Falten und eingeprägte Lachfalten um die Augen, und diese Menschen gehen und stehen trotz ihres fortgeschrittenen Alters aufrecht durchs Leben. Ihr Körper zeigt uns, wie sie sind und wie sie gelebt haben. Bei griesgrämigen Menschen weist das Gesicht darauf hin, dass sie dem Leben oft negativ gegenüberstanden und auch ihre Falten haben sich ihrem Seelenleben angepasst.

Sehen Sie in die Gesichter der Menschen. Hängen die Mundwinkel nach unten, werden Sie wahrscheinlich auf ein Gesicht stoßen, dass weder Zuversicht noch Energie ausstrahlt. Diese Entwicklung beginnt bereits in jungen Jahren. Es gibt Menschen, die schon im Alter von zwanzig Jahren alles grau in grau sehen und keinem Tag eine Chance geben, der beste Tag ihre Lebens zu werden. Sie sind auf Katastrophen programmiert und eher verwundert, wenn diese nicht eintreffen.

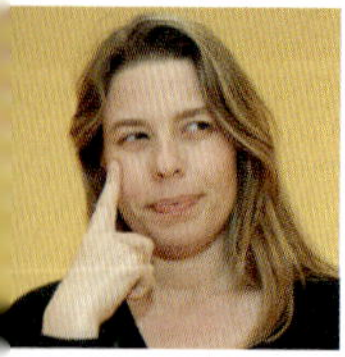

Was glauben Sie, mit welchem Körperteil Sie am wenigsten lügen können?

Es sind die Augen, denn der Blick verrät die Wahrheit. Erinnern Sie sich an den legendären Satz von Humphrey Bogart aus dem Filmklassiker *Casablanca*: »Schau mir in die Augen, Kleines«. Wir versuchen häufig über die Mimik, die von 43 Muskeln gesteuert wird, die Wahrheit zu vertuschen oder sie zumindest in einem »guten Licht« erstrahlen zu lassen. Aber ein verkrampftes Lächeln wird vom Gegenüber leicht entlarvt. Sie brauchen ein wenig Übung und Erfahrung, bis Sie in Gesichtern lesen können. Sie kennen das »Pokerface«, das scheinbar unberührt von der Entwicklung des Pokerspieles ist. Doch in Wahrheit huschen für Sekundenbruchteile nicht steuerbar Reflexe der Muskulatur durch das Gesicht. Sie gewähren einen Einblick, ob hoch gepokert oder geblufft wird. Die Augen des Spielers zeigen seine Nervosität, seine Wut oder seine Enttäuschung an. Aus diesem Grund spielen viele Menschen mit Sonnenbrille oder auch Kontaktlinsen.

Ich finde mich toll!

Ich wünsche Ihnen, dass Sie zu der Minderheit an Frauen gehören, die diese Aussage teilen, mit sich zufrieden und von sich selbst überzeugt sind. Die Mehrheit der Frauen teilt diese Einstellung nicht. Neun von zehn Frauen haben beispielsweise eine deutlich schlechtere Laune, nachdem Sie eine Modezeitschrift gelesen haben. Wie ist es bei Ihnen? Messen auch Sie sich mit den dort abgebildeten Frauen?

Frauen vergleichen sich häufiger mit anderen als Männer. Männer sind, wie sie sind, oder sie finden sich leichter mit Veränderungen ab. Eine Gewichtszunahme, besonders die Zunahme des Bauches, oder der nachlassende Haarwuchs sind Veränderungen, die für Männer kaum ein Problem darstellen, solange das persönliche Umfeld dies akzeptiert. Bei Frauen ist die Reaktion ganz anders. Selbst wenn der Partner, die Familie oder der Freundeskreis bestätigen, dass sie gut aussieht, glaubt eine Frau die Komplimente nicht so leicht. Viele Frauen sind sich selbst gegenüber die härtesten Kritiker und gehen schonungslos mit sich ins Gericht. Ein innerer Zwiespalt entsteht: »So schlecht sehe ich eigentlich nicht aus, so dick bin ich ja gar nicht«, aber die innere Stimme spricht dagegen. In der nonverbalen Kommunikation zeigt sich dieser Konflikt häufig. Frauen zeigen den Widerstreit, der in ihrem Inneren tobt, auch äußerlich. Sie geben Signale der Unsicherheit und Selbstzweifel, ohne es zu wollen. Das Umfeld aber kann nur wahrnehmen, was es tatsächlich sieht. Wie sich eine Frau präsentiert, so erschafft sie ein Bild von sich.

Biologieunterricht in Sachen Liebe und Partnerschaft

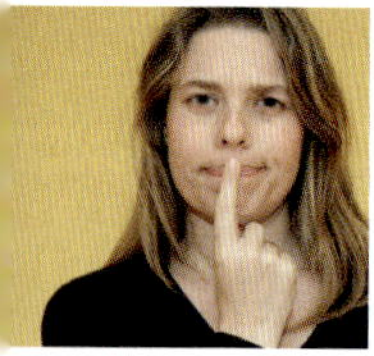

Wieso verlieben Sie sich unsterblich in einen anderen Menschen? Wodurch verlieren Sie umgangssprachlich Ihre Sinne und warum trübt sich Ihr Wahrnehmungsvermögen im Taumel der Liebe? Sind das wirklich nur die Auswirkungen Ihrer Sinneswahrnehmungen auf den Verstand?

Diese Fragen müssen wir verneinen, da die Biochemie bei der Entstehung von Liebe eine wichtige Rolle spielt. Informationen erreichen uns über die Sinne, z. B. als optischer Reiz. Diese Botschaften werden von den Botenstoffen im Körper verbreitet und der Körper reagiert darauf. Ganz unromantisch entfachen biologische Programme das Feuer der Liebe. Liebe hat wenig mit göttlicher Fügung, Zufall oder dem vorgegebenen Lebensweg zu tun, diese Aspekte ermöglichen nur das Zusammentreffen des zukünftigen Paares. Wie oft verlieben Sie sich in einen der vielen Menschen, denen Sie täglich begegnen? Es ist der Eine oder die Eine, die Ihre Aufmerksamkeit magisch anzieht? Sie können sich dieser Magie nicht entziehen. Der Volksmund sagt dazu: »Es hat gefunkt.« Warum der Mensch nicht zum Singledasein bestimmt ist, dafür gibt es eine Erklärung, die noch unromantischer ist. Jeder Mensch sucht einen anderen Menschen, mit dem er seine Gene vererben und in die nächste Generation transportieren kann. Dieser Urtrieb ist ein ungewollter und nicht steuerbarer Instinkt der Evolution, der die Menschen bei der Erhaltung ihrer Art leitet.

So wie zwischen den Fünf Elementen der chinesischen Philosophie gibt es auch in der Liebe und in der Partnerschaft reflektierende und beeinflussende Verbindungen. Diese Faktoren signalisieren den Beginn einer Partnerschaft und dominieren den Ablauf einer Beziehung. Biologisch betrachtet sind dies die Hormone, die Botenstoffe des Körpers. Den Begriff »Hormon« assoziieren wir zuerst mit der Weiblichkeit, aber natürlich werden auch Männer von Hormonen gesteuert.

Hormone – Die Boten der Liebe

Begleiten Sie mich nun auf dem Weg vom ersten Kontakt zweier Menschen bis zur großen Liebe dieses Paares. Stellen Sie sich vor, dass Sie auf einen Menschen treffen, den Sie sehr anziehend finden. Er ist Ihnen sofort sympathisch, obwohl Sie noch nicht miteinander gesprochen haben. Erinnern Sie sich daran, wie es bei Ihnen war, als Sie sich verliebt haben, oder in diesem Stadium sollten wir besser von »verschaut« sprechen. Sympathisch und toll, sind Begriffe, die Ihr Urinstinkt nicht kennt. Er gibt Ihnen zu verstehen: »Dass ist die Frau oder der Mann, der meine Gene in die Unsterblichkeit führt«. Im Gehirn werden auf diesen Impuls hin die Hormone Dopamin und Noradrenalin produziert. Dopamin bewirkt, dass Sie wachsamer werden und Ihrem Auserwählten eine größere Aufmerksamkeit schenken. Unterbewusst sind Sie bereits auf das Ziel, die Fortpflanzung, programmiert. Dopamin kann auch eine gesteigerte Produktion von Testosteron veranlassen. Durch diese Entwicklung steuert der Mensch unvermeidlich auf den zweiten Akt der partnerschaftlichen Verbundenheit, den Geschlechtsakt, zu.

Nach dem Prinzip des Yin und Yang reagiert der Körper immer gleich, wenn in seinem Inneren etwas verstärkt produziert wird. Er senkt zum Ausgleich eine andere Funktion. Auch das Hormonsystem unterliegt diesem Funktionsprinzip. Wenn Sie sich verlieben, sinkt der Serotoninspiegel im Körper und Ihr psychischer Zustand verändert sich. Es setzt ein Denken in Zwängen ein, z. B.: »Den muss ich haben.« Der Geburtsort des Sexualhormons Testosteron sind die Geschlechtsorgane. Der Testosteronspiegel im Blut entscheidet über Sex, über Empfängnis oder Nichtempfängnis. Dopamin kann in der Phase des Verliebtseins die Testosteronproduktion erhöhen, aber Testosteron kann beim Geschlechtsakt auch die Dopaminproduktion verstärken. Diese Situation intensiviert das Gefühl des Verliebtseins. Der Nachteil ist aber, dass Männer mit einem hohen Testosteronwert nicht bindungswillig sind. Sie wollen instinktiv Ihre Gene an verschiedene Frauen weitergeben, damit ihre Gene eine besonders gute Chance zur Vererbung haben. Diese Männer sind potenzielle Fremdgeher und nehmen in der Statistik der Geschiedenen die traurige Spitzenposition ein.

Wenn die inneren Botschaften das Paar dazu gebracht haben, dass es Geschlechtsverkehr hat, wird beim Orgasmus ein weiteres Hormon verstärkt freigesetzt: das Oxytocin. Erst das Wirken dieses Hormon macht das Liebesglück des Paares vollständig, es erweitert das Verliebtsein und die Sexualität um das Gefühl der Zusammengehörigkeit. Oxytocin wird auch als »Bindungshormon« bezeichnet, denn das Vertrauen und die intime Nähe zum Partner basieren auf der Freisetzung dieses Hormons. Aber die Wirkung des Bindungshormons hat auch eine Kehrseite. Steigt der Oxytocingehalt im Körper an, kann dadurch die Produktion von Dopamin und Testosteron nachlassen. Das Verliebtsein weicht dann normalerweise der Mutterliebe, und die Sexualität und das sexuelle Interesse lassen nach.

Ich möchte Ihnen noch einmal einen Überblick über die Wirkungsmechanismen der Liebe geben:

- Das Gefühl des Verliebtseins verstärkt den Wunsch nach Sex.
- Die Sexualität steigert das Verliebtsein.
- Der Geschlechtsakt fördert den Wunsch nach einer dauerhaften Bindung.
- Eine länger andauernde Beziehung hemmt das Gefühl des Verliebtseins und den Wunsch nach Sex.

Diesen Kreislauf regeln die Hormone und nicht Ihr Herz oder gar Ihr Verstand, wie immer wieder gesagt und vermutet wird.

Bis dass der Tod uns scheidet ...

Auch wenn mir die Unpopularität der Aussage bewusst ist, muss ich Ihnen mitteilen, dass der Mensch von Natur aus nicht monogam lebt. Aber die Ausnahmen bestätigen bekanntlich die Regel.

> *Eine Ehe könnte die schönste Sache*
> *der Welt sein,*
> *wenn es mehr Kür und weniger Pflicht gäbe.*
>
> Jeanne Moreau[3]

Vieles deutet darauf hin, dass der Mensch biologisch nicht dafür geschaffen ist, mit einem anderen Menschen den Bund für das ganze Leben einzugehen. Denken Sie beispielsweise an die Lebensweisen unterschiedlicher Kulturen, die Erkenntnisse aus der Evolutionsforschung, oder betrachten Sie die Statistikzahlen. Im Jahr 2003 wurden 383.000 Ehen geschlossen, aber auch 214.000 Trennungen vorgenommen.[4] Allein die biologischen Veränderungen, die zur Midlife-Crisis des Mannes und den zu Wechseljahren der Frau führen, bringen so gravierende körperliche Veränderungen mit sich, dass der Mensch, als ganzheitliches System gesehen, sich der veränderten Situation anpassen muss. Und die Persönlichkeitsforschung geht heute davon aus, dass sich die Persönlichkeit eines Menschen bis zu 30 Mal in seinem Leben verändert.[5]

3 Peter W. Engelmeier, Susanne Rick, Wer die Wahrheit sagt, braucht ein schnelles Pferd. Der Zitatenschatz für alle, die etwas zu sagen haben. Berlin 2008, Seite 137.

4 Vgl. Philip Bethge: Der liebende Affe. In: Spiegel Nr. 9/2005, S. 169.

5 Friederike Schöne Daniele Palu. Geheimakte Ich. In: In Welt der Wunder. Nr 3/2009, Seite 49.

Jede persönliche Veränderung führt zu einer gewissen Neustrukturierung des eigenen Lebens. Das sind die Höhen und Tiefen, die wir durch- und erleben. In einer Partnerschaft ist es eine permanente Herausforderung, wenn sich zwei Individuen und ihre Lebensweisen einander anpassen müssen, damit sie miteinander harmonieren. Der Wille zur Anpassung und eine gewisse Flexibilität in der Persönlichkeit sind von beiden gefordert. Sind Sie bereit, Ihre Veränderung auch an die Bedürfnisse Ihres Partners anzugleichen? Lässt sich Ihr Gegenüber auf Veränderung ein oder ignoriert er Sie und lehnt Veränderungen vielleicht sogar ab? Diesen grundsätzlichen Fragen müssen Sie sich in jeder Wandlungsphase Ihres Lebens stellen, egal ob in einer Partnerschaft oder im Beruf. Viele nennen es einen Trend, aber ist es wirklich eine vorübergehende Modeerscheinung, wenn sich Jahr für Jahr immer mehr Paare trennen? Wenn ein Partner oder auch beide übereinstimmend erkennen, dass die Partnerschaft gescheitert ist, und wenn beide anerkennen, dass der sprichwörtliche »Deckel nicht auf den Topf passt«, dann kann das kein Trend sein.

Die Biologie allein kann die Fragen nicht klären, ob wir für eine monogame Ehe in ewiger Treue tatsächlich geschaffen sind oder warum es auch gleichgeschlechtliche Liebespaare und Lebensgemeinschaften gibt. Begründen sich alle Formen des Zusammenlebens nur auf dem regen Hormonhaushalt? Das Verlieben, die sexuelle Lust auf den anderen und der Wille zu einer festen Bindung sind körperlich erklärbar. Aber was steckt in unseren Genen? Warum verhalten wir uns so, wie wir uns verhalten?

Eine auf Dauer angelegte Beziehung oder Bindung ist in der Natur fast unbekannt. Hier geht es grundsätzlich um den Erhalt und die Fortpflanzung der Art. Ein häufiger Partnerwechsel ist evolutionär gesehen erfolgversprechender als eine dauerhafte Verbindung. Dies mag Ihnen ungewöhnlich erscheinen. Ihr Gefühl basiert aber ausschließlich auf unseren gesellschaftlichen Konventionen. Entgegen der philosophischen Ansicht der Chinesen, wonach der Weg das Ziel ist, entscheidet in diesem Bereich das Ziel über den eingeschlagenen Weg.

Ich möchte Ihnen zu meinen Ausführungen eine Beispiel aus der Natur geben: Die Schimpansen, nahe Verwandte des Menschen, leben nicht monogam zusammen. Durch den Partnerwechsel beider Geschlechter erreichen sie eine höhere Chance, dass ihre Spezies weiterlebt und Nachwuchs geboren wird. Doch nicht nur die männlichen Tiere wechseln die Partner, auch die Weibchen agieren zielorientiert. Sie wählen ihren Partner zur Fortpflanzung gezielt aus. Bevor sie sich auf ein Abenteuer einlassen, beobachten sie, wie der potenzielle Partner sich um bereits vorhandenen Nachwuchs kümmert. Begegnet das Männchen dem Nachwuchs ignorant und unaufgeschlossen, weil es noch zu jung oder unerfahren ist, sinken seine Chancen für eine Zusammenkunft ganz erheblich. Instinktiv erahnt das Weibchen die Probleme in der Grundversorgung der Familie und wählt ein männliches Tier aus, das z. B. etwas von seiner eigenen Mahlzeit an die Jungen abgibt.

Auf den Menschen bezogen bedeutet dies, dass Frauen einen Macho suchen, der durch sein Imponiergehabe potenziell zur Fortpflanzung geeignet erscheint. Er muss Kraft und Männlichkeit ausstrahlen und sollte mächtig und wohlhabend sein. Außerdem muss er fähig und bereit sein, viel für seine Familie zu investieren. Ausgestattet mit diesen Attributen, ist ein solcher Mann auf dem besten Weg, ein hervorragend geeigneter Lebensabschnittspartner zu werden. Es wird aber kaum zu mehr als einer zeitlich begrenzten Partnerschaft kommen. Die Zeugung eines Kindes kostet Männer relativ wenig Energie. Ein Kind auszutragen und ein Leben lang eine verantwortungsvolle Mutter zu sein, erfordert viel mehr Kraft. Solange das Verliebtsein, der Sex und die Bindung in einem ausgewogenen Verhältnis zueinander stehen, ist die Beziehung mit einem Macho in Ordnung. Was geschieht aber, wenn das Gleichgewicht dieser Faktoren nicht mehr vorhanden ist, z. B. weil für die Frau nach der Geburt nicht das Verliebtsein oder die Sexualität im Vordergrund steht, sondern sie nun einen starken Wert auf die Sicherheit einer festen Bindung legt?

Erinnern Sie sich noch an die biologischen Prozesse, die ich Ihnen beschrieben habe? Dopamin und Noradrenalin, die Hormone für das Verlieben, und Testosteron, das Hormon für die Sexualität, sind weiterhin vorhanden, werden aber nicht mehr vermehrt produziert. Zuerst spielen die Moral sowie die Normen und Werte unserer Gesellschaft noch eine bedeutende Rolle, denn ein Mann trägt die Verantwortung für seine Familie. Hier entsteht aber der Unterschied zwischen seinem Verstand und seinem Körper. Männer suchen in sexueller Hinsicht nach Quantität, Frauen aber nach Qualität. Das sind völlig unterschiedliche, sogar gegensätzliche Prinzipien. Männer und Frauen leben auf einem Planeten, aber in unterschiedlichen Welten. Obwohl Männer leichter einen Partnerwechsel vornehmen, wenn die Hormone ihnen entsprechende Botschaften schicken, sind auch Frauen nicht als monogame Wesen von der Natur codiert. Auch sie suchen den Wechsel, wollen Neues erleben und neue Erfahrungen sammeln. Häufig übernehmen allerdings die Mütter und nicht die Väter die Verantwortung für die Kinder und schränken sich in ihrer Bewegungsfreiheit erheblich ein.

Ein Funken Hoffnung

Für alle Romantiker muss es doch einen Funken Hoffnung für den Bestand der Liebe geben, oder? Nach all dem, was Sie bis hierhin gelesen haben, scheint eine dauerhafte Beziehung eine Utopie zu sein. Aber es gibt Kräfte, die Menschen magisch zueinander hinziehen und in eine hoffnungsvolle und gemeinsame Zukunft blicken lassen. Doch auch dieser Zustand basiert auf der Wirkung der Hormone. Die »Chemie« zwischen zwei Menschen muss stimmen, dann kommt der Rest von ganz allein, auch bio**logisch**.

Am Anfang einer Zweisamkeit steht der erste Augenkontakt,[6] vielleicht ein kurzes Augenzwinkern. Die Wahrnehmung beider Partner ist geschärft. Danach wechseln sie die ersten Worte miteinander und irgendwann berühren sie sich, rein zufällig natürlich. Menschen schöpfen die Fähigkeit ihrer Sinne aus. Stimmt die »Chemie« zwischen zwei Menschen, dann arbeitet der Körper auf »Liebeshochtouren«. Herzrasen, feuchte Hände oder ein allgemeines Schwitzen signalisieren körperlich, dass es gefunkt hat. Frauen und Männer leben in unserer Gesellschaft normalerweise gleichberechtigt zusammen. In der Situation des Kennenlernens aber bestimmen die Frauen, ob etwas geht und wenn ja, wohin und wie schnell es geht.[7] Frauen gestalten aktiv ein Rendezvous und entscheiden über dessen Ausgang. Aus dem Verhalten der Frau lässt sich fast immer die Reaktion des Mannes vorhersagen. Umgekehrt funktioniert das meistens nicht. Bei den ersten Treffen geht es, rein körperlich gesehen, nur um einen One-Night-Stand, die »Liebe« für eine Nacht, die reine sexuelle Lust. Gedanken an eine gemeinsame Zukunft mit diesem Menschen kommen nicht auf. Es findet eine »Eroberung« statt, ein kurzfristiger Sieg, und das Ego beider Partner wird gestärkt. Wenn der Geist und der Körper eine Stufe höher schalten, dann ergibt sich eine neue Konstellation in der noch jungen Beziehung. Das Stammhirn wird aktiv und strebt die körperliche Vereinigung an, indem es Botenstoffe freisetzt. Diese wilde biochemische Mixtur verändert das Denken, die Wahrnehmung und das Fühlen. In diesen Momenten sinkt der Serotoningehalt im Körper ab.[8] Es kommt zu einem Zustand, den sonst nur Zwangsneurotiker erreichen. Es existiert nur noch dieses eine Objekt der Begierde. »Ich bin wahnsinnig verliebt.« oder »Ich liebe ihn irrsinnig.« sind der verbalen Manifestationen dafür, dass wir losgelöst von Normen und Konventionen unserem Geist, unserem Körper und unserer Seele freien Lauf lassen. Wir sind dann der Welt ein bisschen entrückt und wohl auch etwas verrückt. In diesen Lebensabschnitten es gibt keinen schöneren Geisteszustand als »wie verrückt verliebt zu sein«.

6 Vgl. ebd, 171.
7 Vgl. ebd.
8 Vgl. ebd.

Das Verhältnis zwischen Mann und Frau

Sozial und biologisch betrachtet scheint es eine klare Rollenverteilung zu geben. Es konnte wissenschaftlich bewiesen werden, dass der Testosteronspiegel des Mannes sinkt und der der Frau hingegen ansteigt, wenn die Liebe erst einmal entfacht ist.[9] Die vollkommene Frau und der absolute Mann sind Mythen. Das chinesische Denkmodell des Yin und Yang sieht die Einheit »Mensch« als Verbindung von weiblichen Tendenzen und männlichen Eigenschaften.

Das Auftreten der Menschen ist auf die Botschaften im Körper und das Wirken der Hormone zurückzuführen. Für Außenstehende unverständliche Handlungen werden häufig durch das Wirken von Dopamin und Noradrenalin hervorgerufen. Lob und Anerkennung sind wunderschöne Gefühle. Sie haben etwas vollbracht und nicht nur Ihnen ist Ihre Leistung bewusst, sondern auch andere erkennen sie an. Das tut Ihnen ganzheitlich gut. Ihr Geist und Ihre Seele profitieren in gleichem Maß, wie Ihr Körper aus diesem positiven Ereignis Kraft schöpft und alte Wunden heilt. Der Körper scheint nicht ohne Belohnung existieren zu können. Wenn die Anerkennung für eine Leistung ausbleibt, belohnt sich der Körper selbst. Das Hormonsystem regt ihn in bestimmten Situationen zu denselben Empfindungen an wie beim Lob durch Außenstehende. Dieses einfache und geniale Prinzip hat aber einen Nachteil. Dopamin und Noradrenalin sind die Botenträger, die die positive Wirkung von Anerkennung auf den Körper auslösen. Sie werden vermehrt produziert. Wie Sie bereits erfahren haben, wirken diese Hormone sehr stark auf den Verlauf und die Qualität von Beziehungen ein. Neben den positiven Eigenschaften haben sie aber auch negative Wirkungen. In der chinesischen Sicht des Körpers heißt das, wenn das Yin zu stark wird, lässt das Yang nach, oder umgekehrt. Es kommt zu einem Ungleichgewicht der Energien.

9 Vgl. ebd.

Dopamin und Noradrenalin sind für die Sicht durch die »rosarote Brille« verantwortlich, mit der Verliebte die Welt und ihren Partner sehen. Was der Partner auch tut, alles ist niedlich und witzig, selbst ein »Bäuerchen« nach dem Essen ist amüsant. Wenn wir wirklich innig lieben, kann sich unser Partner fast alles erlauben. Das Wirken der Hormone kann zum Teil erklären, warum sich Frauen über Jahre hinweg in Partnerschaften schlagen lassen und immer wieder den Besserungsversprechen ihrer Partner Glauben schenken. Sie sehen die Realität einfach nicht.

Würden Sie sich auf der Strasse von einem Unbekannten einfach schlagen lassen? Selbst wenn eine Entschuldigung folgt, würden Sie sicherlich zur Polizei gehen und diese Person anzeigen. »Liebe macht blind« und aus diesem Grund halten viele Frauen ein Zusammenleben mit ihrem gewaltbereiten Partner aus. Häufig findet ein Umdenken erst statt, wenn Hilfe von außen kommt, z. B. von Verwandten, Freunden oder der Polizei. Dieser Wechsel erzeugt bei Frauen Angst und Verzweiflung. Aber selbst in dieser psychischen Ausnahmesituation dauert es oft noch eine ganze Zeit, bis diese starken Emotionen den Hormonhaushalt beeinflussen, die Verliebtheit nachlässt und sich der Verstand einschaltet. Die Hormone, die die Gefühle von Liebe beeinflussen, erreichen, dass sich die Schaltkreise des Gehirns, die für die geistige Klarheit, das Zukunftsdenken und die kritische, distanzierte Beurteilung des Partners zuständig sind, nicht mehr funktionieren.[10]

Oft entwickelt ein Partner das Gefühl von völliger Harmonie. Der andere Partner wird dann zum Mittelpunkt des eigenen Daseins. Ich glaube, dass diese absolute Harmonie nicht nur langweilig ist, sondern auch gegen die Lebensprinzipien in der Natur verstößt. Nach dem Gesetz des Yin und Yang gibt es eine permanentes Auf und Ab, die ganze Welt befindet sich ständig in Wandlung und die Natur wirkt über ausgleichende Zustände, wie Wärme und Kälte, Ebbe und Flut. Dieser

10 Vgl. ebd, S. 172.

Wechsel ist das Einzige, was im Leben Bestand hat, und völlige Harmonie steht den Naturgesetzen entgegen und wird scheitern.

- Harmonie ist schön, muss aber nicht um jeden Preis und nicht immer erreicht werden.
- Ihr Partner ist wichtig. Wichtiger aber sind Sie, denn Sie bleiben, auch wenn die Partnerschaft bereits beendet ist.

Beim Verliebtsein lässt das Gefühl der »Unzurechnungsfähigkeit« nach und verschwindet nach einigen Wochen, Monaten oder in günstigen Fällen erst nach ein paar Jahren. Was bleibt sind zwei Menschen, die nach der durchlebten Ekstase der Hormone auch innerlich wieder im Alltagsleben angekommen sind.

> *Eine Krise kann jeder Idiot haben. Was uns zu schaffen macht, ist der Alltag.*
>
> Anton Tschechow

Zum Start in diese »neue« Lebensphase habe ich eine gute und eine schlechte Nachricht für Sie. Neben den Verliebtheitshormonen Dopamin und Noradrenalin wirken auch die Beziehungshormone Oxytocin und Vasopressin. Sie sorgen für das Vertrauen in der Partnerschaft. Doch die Botenstoffe der Leidenschaft sind stärker als die, die für eine Dauerbeziehung verantwortlich sind. Hat das Ende einer Partnerschaft in dieser Situation bereits begonnen?

Ein Bund für die Ewigkeit

Der Mensch ist nicht für eine lebenslange, monogame Beziehung geschaffen. Diese ernüchternde Feststellung bringt uns auf dem Boden der wissenschaftlichen Tatsachen zurück. Es gibt keine biologischen Erkenntnisse darüber, wie es von der Leidenschaft zu einer andauernden Romantik kommen kann und welche Botenstoffe dies bewirken können. Obwohl die Erkenntnisse der Forschungen in der Biochemie gegen eine lebenslange Partnerschaft sprechen, lässt sich dies doch durch einen starken Willen und die beständige Arbeit in der Beziehung realisieren. Für den Zeitraum der Partnerschaft haben beide Geschlechter unterschiedliche Strategien entwickelt. Frauen suchen eher den Bestand. Yin, der weiblichen Pol, steht für das Prinzip des Haltens. Frauen suchen in der Fortpflanzung nach Qualität. Männer hingegen scheinen ihren Fortpflanzungsfähigkeiten nicht wirklich zu vertrauen und wählen vielleicht mehrere Partnerinnen. Sie versuchen, über die Quantität der Fortpflanzung den Weiterbestand ihres Erbguts zu sichern. Der Satz: »Bis dass der Tod uns scheidet« trifft heute auf einen großen Bevölkerungsanteil immer seltener zu, denn die Scheidungsrate ist in Deutschland sehr hoch. Wenn die Dopamin- und die Noradrenalinproduktion stimuliert werden, ist der Fortbestand einer Beziehung gefährdet. Was in der Seele der Partner abläuft ist unklar, doch was ihre Körper tun, steht fest.

Frei nach der US-amerikanischen Anthropologin Helen Fisher stelle ich Ihnen die Frage: »Wie nennt man den Sieg der Hoffnung über die Erfahrung?« »Ehe!« Im Leben gibt es keine Zufälle. Wir alle folgen den vorgezeichneten Wegen des Schicksals. Es kann sich ergeben, dass die Eheschließung ein Meilenstein auf dieser Lebensreise ist und dass die Ehe sehr lange Bestand hat. Leider aber enden lebenslang geplante Bündnis immer häufiger sehr abrupt. Diese Schicksalsschläge zwingen uns dazu, neue Wege einzuschlagen, deren Sinn wir erst im Nachhinein erkennen.

Auch aus Steinen,
die in den Weg gelegt werden,
kann man Schönes bauen

Johann Wolfgang Goethe

Wenn Sie gerade in einer ähnlichen Beziehung sind oder die Intensität Ihrer Gefühle für Ihren Partner nachgelassen hat, möchte ich Ihnen folgende tröstende Worte mit auf Ihren Weg geben: Heute ist morgen schon Geschichte und ab morgen werden die Karten Ihres Lebens neu gemischt.

Negative Erlebnisse sollten Sie nicht verdrängen, sondern sie annehmen. Sie können sich darüber aufregen, aber für Ihren Energiehaushalt ist es besser, wenn Sie es ließen. Geben Sie jedem neuen Tag die Chance, der beste Ihres Lebens zu werden, und vertrauen Sie Ihrem Schicksal! Wer weiß, was passieren wird?

Hormone und Partnerschaft

Die antreibende Kraft im Geflecht von Verliebtsein, Sex und Partnerschaft ist der biologische Trieb, der die notwendigen Energien freisetzt. Was verbinden Sie mit dem Begriff »triebhaftes Verhalten«? Denken Sie auch, dass dieser Ausdruck für einen starken und unkontrollierbaren Prozess steht? Erfahren Sie, was sich hinter diesem Begriff verbirgt und woher er kommt.

Unser Überlebenstrieb sichert nicht nur die pure Existenz, er treibt uns auch an. Dabei ist dieser Trieb von Mensch zu Mensch unterschiedlich stark ausgeprägt. Etwas Verbindendes ist, dass das Hinzugewonnene erhalten bleibt, und die Errungenschaften des eigenen Wirkens sollen auch Bestand haben, das gilt vor allem für die Partnerschaft.

Das verflixte siebte Jahr

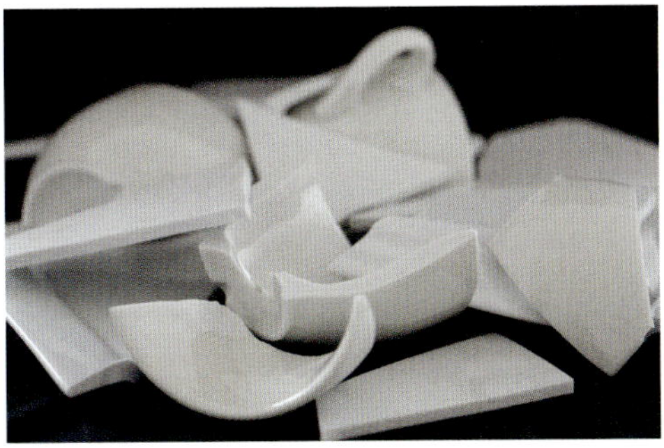

Die US-amerikanische Anthropologin Helen Fisher hat statistische Daten zu Eheschließungen und Scheidungen aus 58 Ländern verglichen und kam dabei zum Ergebnis, dass nicht das »verflixte siebte Ehejahr« eine besondere Herausforderung für die Ehe darstellt. Das vierte Jahr ist das kritische. Die Hälfte aller Scheidungen erfolgt bereits vier Jahre nach der Hochzeit.[11] Körperlich lässt sich auch dieses Ergebnis durch die Wirkung des Hormonsystems erklären. Eine Ursache für diese Häufung von Scheidungen kann darin liegen, dass Dopamin und Noradrenalin nicht mehr verstärkt produziert werden. Im Verlauf dieser vier Jahre wird die Produktion dieser Hormone zurückgefahren, der Alltag kehrt in die Beziehung ein, und die Magie der ersten gemeinsamen Stunden wird zur Vergangenheit.

Verfolgen Sie Ihre Partnerschaft bis zu dieser Umstellung, Vieles ging Ihnen mühelos von der Hand. Schöne Momente ergaben sich wie selbstverständlich. Nach der Umstellung bedeutet die Partnerschaft aber auch Arbeit. Verglichen mit dem Feuer und der Leidenschaft der ersten Phase, kann diese Umstellung sehr ernüchternd wirken. Das erste Kennenlernen, die Zeit des Annäherns und Erkundens des Partners, war von einer inneren, positiven Spannung bestimmt, deren Stärke nachgelassen hat. Das unter Hormoneinfluss noch so amüsante »Bäuerchen« nach dem Essen, wird dann als das empfunden, was es in unserem Kulturkreis eigentlich ist: unhöflich und unangenehm. Die »rosarote Brille« ist verschwunden und der Alltag hat Einzug gehalten. Nach der wunderbaren Trance folgt der harte Aufschlag in der Realität, und an dieser Stelle nehmen viele Partnerschaften einen irreparablen Schaden. Das Ende mancher Beziehungen hat mit dieser Umstellung begonnen, auch wenn die Partner an ein Ende ihrer Verbindung noch nicht einmal denken. Nun beginnt die Zeit der Beziehungsarbeit, damit die Liebe anhält.

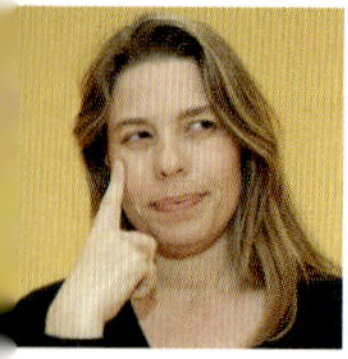

Doch woher stammt der Drang, sich nach kurzer Zeit partnerschaftlich wieder neu zu orientieren? Wieso denken viele Menschen auch in Beziehungen immer wieder über einen Partnerwechsel nach? Haben Sie das nicht schon selbst getan, ohne zu wissen warum?

11 Vgl. Gespräch mit Helen Fisher, geführt von Philip Bethge. In: Spiegel Nr. 9/2005, S. 177.

Viele Wissenschaftler sind sich einig, dass diese Frage eigentlich folgendermaßen lauten müsste: »Wie habe ich es geschafft, so lange mit ihm oder ihr zusammenzubleiben?« In der Natur existieren wenige Lebensformen, deren partnerschaftliches Denken so auf einen Artgenossen fixiert ist. Viele Lebewesen sind ständig auf der Suche nach einem Partner zur Fortpflanzung, andere haben nur einen Lebensbegleiter an ihrer Seite.

Wir denken häufig, dass wir kaum etwas mit den anderen Säugetieren gemeinsam haben, aber das ist ein Irrtum. Beim Sex leben wir beispielsweise unsere animalischen Triebe aus. Wir verlassen in der sexuellen Ekstase den Alltag, die Normen und Konventionen unseres gesellschaftlichen Zusammenlebens und das rationale Denken verlieren dann den Einfluss auf das Geschehen.

Der biologische Trieb

Der Überlebenstrieb ist tief in uns verwurzelt und soll unser Leben schützen, er steuert aber auch die Liebe und die Sexualität. Denken Sie, dass die Liebe oder die Sexualität als stärkster Antrieb auf den Menschen wirkt? Wenn der Sexualtrieb an erster Stelle stände, würde dies als Dauerstress auf den Körper einwirken, denn es ginge ausschließlich um Fortpflanzung und jeder Geschlechtsverkehr hätte nur die Zeugung von Nachwuchs zum Ziel. Es gibt Hindernisse, denn Frauen sind nicht zu jedem Zeitpunkt empfängnisbereit und auch die Spermien müssen die richtige Geschwindigkeit haben. Der Haupttrieb des Lebens kann also nur das triebhafte Verlangen nach Liebe sein. Nur eine dauerhafte Partnerschaft sichert die Möglichkeit zu vielen Fortpflanzungsversuchen. Ein One-Night-Stand verschwindet spätestens am nächsten Morgen, doch der geliebte Mensch bleibt. Liebe wird als das vielleicht schönste Gefühl auf der Welt beschrieben. Doch Gefühle sind nichts anderes als eine Mixtur aus biochemischen Reaktionen, die durch Botenstoffe ausgelöst werden. Die »Liebeshormone« sind Vasopressin und Oxytocin. Sie erschaffen den Wunsch, einem Menschen wirklich nahe sein und mit ihm verschmelzen zu wollen. Nach dem Liebessturm bringen sie Geborgenheit in eine Partnerschaft.

Wenn die sexuelle Aktivität nachlässt, liegt das nicht ausschließlich an der Routine, die in das Sexualleben eingekehrt ist und es vielleicht langweilig macht. Der Mensch hat sich durch die Veränderungen der Hormonprozesse innerlich neu strukturiert und die Abenteuerlust gegen das Bedürfnis nach Zweisamkeit und einer festen Bindung eingetauscht. Manche Paare lernen es, ihren Weg nach dieser Umstellung zu finden. Der Mensch braucht die Abwechslung in seinem Leben. Paare, bei denen das Zusammenleben funktioniert, beginnen nun, an den Nachwuchs denken. Der Kinderwunsch tritt dann oft in den Mittelpunkt der Beziehung. Kinder bzw. der Wunsch nach Nachwuchs dürfen den Partner nicht in das Abseits drängen, denn ein Kind ersetzt keinen erwachsenen Partner. Unter dem Zeugungsdruck zerbrechen viele Beziehungen. Kommt zu dem geistigen und emotionalen Ungleichgewicht die nachlassende Häufigkeit des Geschlechtsverkehrs hinzu, wird eine Zeugung immer unwahrscheinlicher.

Wie verläuft die Partnerschaft dann weiter? Wenn sich der Wunsch nach Kindern nicht erfüllt, erwacht der Urtrieb des Menschen, die Jagd. Erfüllt sich allerdings der Fortpflanzungswunsch, ist das noch keine Garantie für den Fortbestand der Zweisamkeit oder später der Dreisamkeit. Es scheint Mechanismen zu geben, die unwillkürlich eine Hormonumstellung einleiten, wenn das Kind nicht mehr so stark von den Eltern anhängig ist. Heutzutage trennen sich Paare leichter und auch früher. Das ganze Leben wird immer schnelllebiger, und auch die Partnerschaft kann sich dieser Beschleunigung wohl nicht entziehen.

Fremdgehen

In einer Partnerschaft scheint es nur schwarz oder weiß zu geben: »Entweder du liebst mich oder du liebst mich nicht.« Wie sieht es aber bei einem Seitensprung aus? »Du bist fremdgegangen, du liebst mich nicht mehr« ist eine emotional nachvollziehbare Aussage, aber biologisch gesehen falsch. Das menschliche Gehirn kann verschiedene Arbeiten gleichzeitig erledigen, aus diesem Grund können Verlangen und Gier auch neben Verliebtheit und Dauerhaftigkeit existieren. Der Nachteil dieser Fähigkeit ist, dass das Objekt der momentanen Begierde nicht derselbe Mensch sein muss, mit dem man sein Leben teilt. Haben Sie noch nie erlebt, dass Sie einen Mann oder eine Frau, die Sie gerade kennengelernt haben, sexuell erregend fanden? Haben Sie beim Anblick eines attraktiven Menschen noch nie sofort an Sex mit dieser Person gedacht? Wegen solcher Gedanken brauchen Sie kein schlechtes Gewissen zu entwickeln, denn sie sind völlig natürlich. Ihr Organismus stellt sich die Frage, ob beim Geschlechtsakt mit diesem Menschen vielleicht noch widerstandfähigere Nachkommen gezeugt werden können als mit dem derzeitigen Lebenspartner. Diese Reaktion läuft instinktiv und unkontrollierbar ab. Erst wenn Sie sich ganz bewusst solche Gedanken machen, sollten Sie Ihre Beziehung einmal gründlich überdenken.

Haben Sie sich im alltäglichen Leben noch nie die Fragen gestellt: »Will ich diesen Menschen tatsächlich an meiner Seite haben? Liebe ich ihn wirklich, wie ich es ihm immer wieder sage, oder belüge ich ihn und mich?« In Konfliktsituation ist das Aufkommen dieser Fragen ganz normal. Es beginnt eine Zeit, in der die Partner ihre Beziehung immer wieder überdenken, um eine Entscheidung zur Zukunft ihrer Verbindung zu treffen. Sie beschäftigen sich dann mit den guten, aber auch den schlechten Zeiten der Beziehung. Das Gehirn ist mit dieser Situation überfordert, da es diese Themen neben dem Alltag bearbeitet. Die Kopfschmerzen und das »Kopfzerbrechen« können sogar Migräne auslösen. Wenn die Entscheidung verkündet wird, hat das Gehirn die Entscheidung längst getroffen. Die Wissenschaft vermutet, dass neurologische Netze und deren Hirnwellen einen Kampf ausführen und der stärkere gewinnt.[12] Die Entscheidung wird dann an Ihr Bewusstsein weitergeleitet.

12 Vgl. Friederike Schön: Wie uns das Gehirn verführt. In: Welt der Wunder. Nr. 12/2007, Seite 22.

Das Ende der Zweisamkeit

Fällt die Entscheidung, dass die Beziehung keine Zukunft hat, ist dies aus biologischer Sicht sehr interessant. Erinnern Sie sich noch an Ihre letzte Trennung, können Sie den Schmerz noch fühlen, den Sie dabei empfunden haben? Welche Gefühle kamen damals in Ihnen hoch? Beim Verlassenen waren es sicherlich Wut und Zorn, aber auch Verzweiflung und Angst vor der ungewissen Zukunft.

In der Trennungsphase wird in sehr großen Mengen Dopamin produziert, doch das erhoffe »Erfolgserlebnis« bleibt aus. Der Versuch, den Partner zu halten, der eigentlich lange weg ist, wird für gescheitert erklärt. Der Verstand übernimmt nun langsam wieder die bewusste Steuerung der Gedanken. Nun treten die Partner in eine Phase ein, in der sie den ehemals geliebten Menschen nicht mehr leiden können, oder schlimmeres fühlen.

Die emotionale Spannung ist aber nicht nur beim Verlassenen groß, die meisten Verlassenden leiden auch. Sie setzen sich selbst unter Druck, weil sie ihren Partner und sogar ihre Kinder im Stich lassen. Beide Partner sind emotional so verwirrt, dass das rationale Denken stark beeinträchtigt funktioniert. Häufig wird das Weiterbestehen der Partnerschaft in dieser Zeit »erzwungen«, wenn der Verlassene beispielsweise mit Selbstmord droht. Bei der Verarbeitung der Trennung helfen vor allem die Wut auf den Partner und der Zorn auf sich selbst. Man erkennt Fehler, die innerhalb des Zusammenlebens gemacht wurden. Trauer entsteht und viele Partner verfallen in eine depressive Verstimmung. Die Phase des »Liebesentzugs« beginnt. Das Gefühl von Liebe löst ähnliche Körperreaktionen wie Drogen aus. Nur unseren Botenstoffen gelingt es, Gefühle von Befreiung oder Glück zu erschaffen. Der »Liebesentzugs« wird ähnlich schlimm empfunden wie ein Drogenentzug. Sie begegnen dieser Situation durch eine ganzheitliche Trennung. Besuchen Sie für eine gewisse Zeit keine Orte, die Sie mit Ihrem ehemaligen Partner in Verbindung bringen. Wozu brauchen Sie Fotos, die Sie jeden Tag an die gemeinsame Zeit erinnern? Verstauen Sie Liebesbriefe, Fotos oder Nachrichten an einem besonderen Ort. Denken Sie daran, dass es eine gute Zeit war, die aber nun vorbei ist. Schließen Sie mit der alten Liebe ab, denn einer verlorenen Liebe nachzutrauern und sie nicht loszulassen, kostet Sie viel Energie und Kraft. Investieren Sie diese Energie besser in Ihre Zukunft, denn die Welt geht nicht unter, nur weil Ihr Leben sich grundlegend verändert. Entwickeln Sie Zukunftsperspektiven, und finden Sie zu neuem Leben. Ein Grundsatz im Taoismus ist: »Zuerst muss es mir gut gehen, bevor ich anderen eine Hilfe sein kann.«

Lassen Sie sich nicht beeinflussen

Unbeeinflusst lebt es sich viel unbeschwerter, auf den ersten Blick erscheint das Leben dann sogar leichter. So reizvoll diese Vorstellung klingen mag, sie ist nicht real. Wir brauchen den Wechsel und die Veränderungen in unserem Leben. Wir können uns nur daran orientieren, wie gut es uns geht, wenn wir auch erfahren, wie es ist, wenn es uns schlecht geht. Dann sind wir bereit, etwas für uns und die Gesundheit zu tun. Schätzen Sie Ihre Gesundheit wirklich oder vermissen Sie sie nicht erst, wenn Sie krank sind?

Die westlichen Vorstellungen des Menschen und das fernöstliche Denken unterscheiden sich in vielen Bereichen. Beim Thema Einflüsse weichen sie aber nicht so weit voneinander ab. Aus den Erkenntnissen der Stressforschung ist bekannt, dass Ereignisse und klimatische Faktoren das Gesundheitspotenzial des Menschen beeinflussen und als Stressauslöser wirken. Auch für die chinesische Medizin steht fest, dass die Energiereaktion, die von äußeren Einflüssen angeregt wird, mit der von inneren Einflüssen hervorgerufenen Reaktion übereinstimmt. Die Traditionelle Chinesische Medizin, kurz TCM, beschreibt über eine andere Form der Darstellung, was den Menschen stark beeinflusst. Sie ordnet Gefühle, Geschmacksrichtungen und die klimatischen Wandlungen bestimmten Systemen zu. Diese haben sich aus der Erfahrung heraus als besonders empfindsam auf bestimmte Veränderungen reagierend bewiesen. Diese Kreisläufe erfüllen bestimmte Aufgaben. Wenn sie negativ beeinflusst werden, »funktioniert« der Organismus nicht mehr normal. Durch Symptome zeigt uns der Körper, dass etwas nicht stimmt.

Bei den drei Schwerpunkten dieses Buches sind negative Einflüsse nicht die auslösenden Faktoren. Weder Regelbeschwerden, noch Schwangerschaft oder Wechseljahre sind Krankheiten, sondern natürliche Vorgänge im Körper von Frauen. Diese natürlichen Vorgänge haben unangenehme Nebenwirkungen, die als Krankheitssymptome auftreten können. Einflüsse von innen oder von außen können die Symptome noch verstärken. Wenn Sie diese Faktoren und ihre Wirkungsweise auf den Körper kennenlernen, wissen Sie auch, woran Sie arbeiten können. Dieses Wissen gibt Ihnen Gelassenheit im Umgang mit den Krankheitssymptomen, die für ein stressfreieres Leben wichtig ist. Ich möchte Ihnen an dieser Stelle einen Vergleich zwischen der westlicher Stresstheorie[13] und dem Wissen aus der chinesischen Medizin geben:

Einflüsse auf den Organismus aus Sicht der Stresstheorie	Einflüsse auf den Organismus aus Sicht der Chinesischen Medizin
Äußere Stressoren: Zu den physikalische Faktoren gehören z. B. Licht und Lärm und zu den klimatische Faktoren gehören Hitze und Kälte. Der Einfluss der biochemischen Elemente wie Nikotin oder Koffein unterliegen immer unserer Kontrolle. Es gibt auch komplexe Stressoren wie Zeitdruck, Probleme in der Partnerschaft oder Mobbing am Arbeitsplatz.	*Äußere Einflüsse:* Die sechs bösartigen Einflüsse heißen: Kälte, Hitze, Feuchtigkeit, Trockenheit, Wind und Feuer.

13 Angelika Wagner-Link, Aktive Entspannung und Stressbewältigung. Wirksame Methoden für Vielbeschäftigte. 4. Auflage, Renningen-Malmsheim 1996, Seiten 18f.

Einflüsse auf den Organismus aus Sicht der Stresstheorie	Einflüsse auf den Organismus aus Sicht der Chinesischen Medizin
Innere Stressoren: Innere Stressoren körperlicher Art sind Hunger, Durst und Schmerzen. Auch Gefühle wie Ängste und Befürchtungen beeinflussen den Körper. Der Verstand kann mit Sorgen oder negativen Gedanken einen starken Einfluss auf unser Wohlbefinden ausüben.	*Innere Einflüsse:* Emotionen stehen bei den inneren Einflüssen an erster Stelle. Einige haben einen besonderen Bezug zu den Funktionskreisen des Körpers, z. B. Traurigkeit, Kummer, Schwermut, Angst, Ärger, Freude, Liebe. Auch eine übermäßige körperliche oder seelische Belastung gilt als krankheitserzeugender Einfluss.

Sie sehen, dass beide Ansätze in vielen Punkten übereinstimmen. Die Einflüsse wirken immer ganzheitlich auf den Menschen ein. Die Beeinflussung beginnt meistens im geistigen Bereich. Eine Information erreicht den Organismus und wird von Rezeptoren empfangen. Diese leiten die Information an das Gehirn weiter, wo sie als gefährlich oder ungefährlich bewertet wird. Wenn eine Information als gefährlich eingestuft wird, erfolgt automatisch die Alarmierung des gesamten Körpers. Auf der körperlichen Ebene löst die Alarmierung die Produktion von Adrenalin aus und die bekannten Stresssymptome Herzrasen oder Schweißbildung setzen ein. Die Grundanspannung der Muskulatur erhöht sich. Auch die Emotionen spielen eine große Rolle, wenn wir unter einer überhöhten Anspannung stehen. Die Hormone sorgen dafür, dass sich unsere Gefühlwelt verändert. Zwei Emotionen dominieren diese Situation. Es entwickeln sich entweder Zorn und Wut oder die Angst, dass die Situation nicht gut ausgehen könnte.

Warum sind manche Menschen nicht so empfänglich für Stress wie andere? Liegt die Ursache in den Genen?

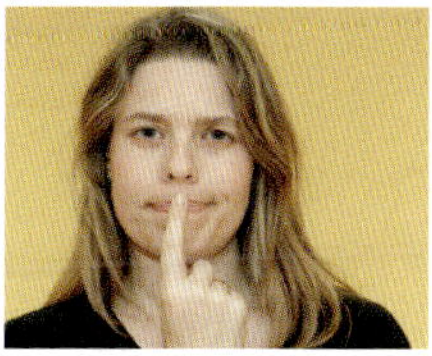

Ein wichtiger Faktor, den Sie allerdings nicht beeinflussen konnten, ist die Prägung der Charaktereigenschaften während der eigenen Schwangerschaft. Stress setzt Hormone frei, so ermöglicht der Körper die überlebenswichtige Stressreaktion durch die blitzschnelle Alarmierung. Wissenschaftler haben festgestellt, dass diese Hormone die Plazenta überwinden können und sich der Stress auf das ungeborene Kind übertragen kann. Stehen also Frauen während der Schwangerschaft unter Stress, steigt die Wahrscheinlichkeit, dass das Kind anfälliger für Stress wird und sich auch als Erwachsener ein Leben lang schneller unter Druck gesetzt fühlt.[14]

Diese **Vorbelastung** ist also ein wichtiger Aspekt, der über eine erhöhte oder eine verminderte Stressresistenz mitentscheiden kann. Eine große Bedeutung hat auch die **individuelle Bewertung** von Situationen. Was den einen Menschen erst zur Höchstleistung anspornt, kann sich für den anderen als Überforderung darstellen. Es gibt zwei Formen des Stresses. Eu-Stress ist der positive und förderliche Stress, der für Höchstleistungen verantwortlich ist. Der lähmende, negative und krankmachende Stress ist der Di-Stress.

Außerdem ist der Zeitpunkt des Auftretens von Stress wichtig. Wenn uns eine Stresssituation überrascht, steigt die Anspannung deutlich an. Wenn wir wissen, dass etwas Stressiges auf uns zukommt, sind wir weniger anfällig für Stress. Ich möchte Ihnen dazu ein Beispiel geben: Sie sitzen in einem Arbeitsgespräch mit mehreren Personen aus Ihrer Abteilung zusammen. Sie wollten sich in diesem

14 Vgl. Daniele Palu: Die Charakterschmiede. In: Welt der Wunder. Nr. 1/2008, S. 30.

Gespräch nur informieren, werden aber plötzlich zu einer Stellungnahme aufgefordert. Dieser Moment löst den höchsten Stress bei Ihnen aus. Stellen Sie sich im Vergleich dazu vor, dass Sie vor der Besprechung über ihre anstehende Stellungnahme informiert wurden. Sie werden dann bedeutend gelassener reagieren und haben eine größere Chance, diese Situation souverän zu meistern.

Der selbsterzeugte Stress ist ebenfalls weit verbreitet. Wir erwarten einfach zu viel von uns: »Ich stehe unter Stress, nicht weil mir Stress gemacht wird, sondern weil ich mir selbst Stress bereite.« Wir wollen in allen Lebensbereichen immer schneller, höher und weiter kommen als andere.

Auch die Intensität und die Dauer des Stresses wirken sich auf den Körper aus. Kurze, aber sehr heftige Momente können den Organismus so stark belasten wie eine dauerhafte Anspannung in einer geringeren Intensität.

Wenn wir denken, dass wir die Kontrolle verloren haben, fühlen wir uns ausgeliefert und als Opfer. Es gibt auch Situationen, in die wir geraten und niemals die Chance zur Kontrolle haben. Nicht Sie beherrschen die Situation, sondern die Situation beherrscht Sie – dies ist purer Stress.

In der westlichen Gesellschaft ist Stress der wichtigste und häufigste Einflussfaktor und Auslöser für Erkrankungen. Die Weltgesundheitsorganisation (WHO) erklärte Stress und Aids zu den größten Gesundheitsrisiken des 21. Jahrhunderts. Stress empfinden wir als Belastung, die an einem Augenblick gemessen wird. Ist der Augenblick der Anspannung vorbei, scheint der Stress von uns abzufallen. Jeder Mensch aber durchlebt immer wieder so gravierende Situationen innerer Anspannung, die den Körper nicht nur kurzfristig, sondern über einen längeren Zeitraum unter Stress setzen. Der Körper braucht nach solchen anstrengenden Phasen viel Zeit, bis das Erlebte verarbeitet ist, er trägt in dieser Zeit eine gewisse Vorbelastung mit sich.

Wenn Sie aber Ihr eigenes Stresslevel erkunden wollen, sollten Sie die Bedeutung dieser Punkte nicht zu stark bewerten. Bei Regelbeschwerden und in den Wechseljahren spielt das Auftreten von Stress und die stressbedingte Vorbelastung sicherlich eine Rolle bei der Intensität der Beschwerden. Eine viel größere Bedeutung kommt dem Stress aber **während der Schwangerschaft** zu. In diese Zeit werden der Körper und auch die Eigenschaften des ungeborenen Kindes geprägt.

Zur Bewertung der Vorbelastung haben Wissenschaftler der University of Washington in Seattle untersucht, wie sehr sich negative, aber auch positive Ereignisse auf das persönliche »Stresskonto« auswirken.[15] Der Volksmund sagt: »Die Zeit heilt alle Wunden.«, und auch aus der wissenschaftlichen Untersuchung geht hervor, dass die Wertigkeit einer Stressbelastung nach einem Jahr deutlich nachgelassen hat. Der kritische Wert einer Vorbelastung liegt bei 200 Punkten. Der Tod des Ehepartners steht mit 100 Punkten an der ersten Stelle der körperlich-geistigen Belastungen eines Menschen. Übrigens übt auch das Weihnachtsfest mit 12 Punkte einen gewissen Druck aus. Die TCM bestätigt, dass zu viel Freude dem Funktionskreis »Herz« schadet. Ich möchte Ihnen einen kurzen Auszug aus der Liste geben:

Scheidung 73 Punkte, Heirat 50 Punkte, Geburt 39 Punkte, sexuelle Probleme 39 Punkte, Urlaub 20 Punkte, Ärger mit dem Vorgesetzten 23Punkte

Wie aber lassen sich diese Punkte einschätzen? Bei einem Ergebnis von 150 bis 199 Punkten wurde festgestellt, dass 37 Prozent der Menschen bereits krank waren. 51 Prozent der Menschen, deren Wert zwischen 200 und 299 Punkten lag, hatten eine Krankheit. Von den Menschen, deren Stressvorbelastung über 300 Punkten lag, waren schon 79 Prozent krank.

Schwangere sollten sich Ihrer Vorbelastung durch Stress bewusst sein, sie allerdings nicht überbewerten. Mit den Hilfsmitteln und Methoden in diesem Buch können Sie die Hochzeiten der Stressbelastung kompensieren und den negativen Wirkungen der Überspannung vorbeugen.

15 Vgl. Angelika Wagner-Link, Aktive Entspannung und Stressbewältigung, S. 15f.

Wie verändere ich mich in einer Stresssituation?

Was Stress in uns auslösen kann, habe ich Ihnen ausführlich beschrieben. Doch auf die Frage, warum es Stress gibt, gibt es eine klare Antwort: das Überleben. Ohne die körperliche Anpassung an den Augenblick der geistigen Anspannung wäre die Menschheit längst ausgestorben. Der Organismus nimmt einen Reiz auf, der als Gefahr bewertet wird, und muss entscheiden: Greife ich an oder ergreife ich die Flucht? Angriff oder Flucht, das klingt nach einer rein körperlichen Aktion, aber auch die täglichen Entscheidungen unseres Lebens werden danach bewertet. Die unwillkürlichen Abläufe im Körper, die durch Stress ausgelöst werden, unterliegen nicht der Kontrolle durch den Menschen und führen dazu, dass er in Alarmbereitschaft versetzt wird.

Dies lässt sich aus der menschlichen Evolution erklären. Für das Überleben der Menschheit war es wichtig, dass die Alarmierung blitzschnell erfolgte. Es entwickelte sich eine Aktivierung von Körper und Geist. Darum richtete es die Natur im Laufe der Evolution so ein, dass diese instinktiv und autonom geschieht. Der Mensch hat keine Möglichkeiten, die Reaktion zu beeinflussen, er ist den Stressvorgängen ausgeliefert.

Im Alarmzustand reagiert der Mensch entweder mit Angriff oder mit Flucht. Der Organismus ist sprungbereit. In welche Richtung dieser Sprung geht, entscheidet die Bewertung der Situation. Da der Mensch aber nur über ein beschränktes Potenzial an Energie verfügt, erreicht der Organismus diese Energiezentralisation auf bio**logische** Weise, d. h., alle Funktionen, die für einen Kampf oder eine Flucht notwendig sind, werden aktiviert. Aus allen nicht lebenswichtigen Bereichen wird die Energie abgezogen, und es entsteht etwa folgendes Verteilungsverhältnis im Körper:

Funktion erhöhen		Funktion senken
Atmung, Herzschlag, Kreislauf, Blutdruck Die Lungen und das Herz werden besser durchblutet. Die stärkere Durchblutung des Gehirns gewährleistet eine möglichst kurze Reaktionszeit.		Verdauung, Sexualfunktion Wenn es um das Überleben geht, ist die Fortpflanzung nicht wichtig. Auch die Energie der Verdauungsorgane wird an anderer Stelle gebraucht.
	Ergebnis	
	Der ganze Körper »steht unter Strom«, er ist über das Normalmaß hinaus angespannt.	

Für jede Stresssituation gilt die Grundregel: Der Stress ist so individuell wie der Mensch, der den Reiz erfährt.

Wie Sie auf eine Stresssituation reagieren, hängt von Ihrer momentanen Verfassung und Belastbarkeit ab. Eine Anforderung kann dazu führen, dass Sie erst richtig zu Ihrer körperlichen und geistigen Hochform gelangen. Sie kann aber auch bewirken, dass Sie sich überfordert fühlen und unter dem Druck zusammenbrechen. Aus diesem Grund gibt es keine pauschale Warnung wie: »Vorsicht, das löst Stress aus!« In diesem Zusammenhang ist die Vorhersehbarkeit der Belastung besonders wichtig. Tritt die »Krisensituation« völlig überraschend ein oder wusste man bereits z. B. von einem kritischen Termin? Wenn man Zeit hat, sich auf eine stressige Situation vorzubereiten, wird man mit Sicherheit gelassener und souveräner reagieren.

Ein weiterer Faktor beeinflusst die Stressreaktion. Hat man die Kontrolle über das Geschehen oder ist man hilflos ausgeliefert? Häufig denkt man, dass man in Situationen, die man kontrolliert, locker und gelassen reagiert. Diese Annahme wurde durch wissenschaftliche Untersuchungen bestätigt. Bei einem Versuch wurden Probanden, während sie konzentriert arbeiten sollten, permanentem Lärm ausgesetzt. Einem Teil der Gruppe wurde es gestattet, die störenden Geräusche abzuschalten, während der andere Teil diese Kontrollmöglichkeit nicht hatte. Obwohl die erste Gruppe die Möglichkeit zur Stressreduktion nicht nutzte, waren ihre Ergebnisse besser als die der Gruppe der »Hilflosen«[16].

Die Gefährdung durch Stress

Es vergeht viel Zeit, bis der Mensch tatsächlich an einer durch Stress ausgelösten Veränderung des Körpers erkrankt, weil der menschliche Körper sehr leistungs- und leidensfähig ist. Was dann aber ganz harmlos mit dem Abfall der Leistungsfähigkeit beginnt, kann mit dem völligen Ausgebrannt-Sein, dem sogenannten Burn-out-Syndrom, enden.

Dass es so weit kommen kann, lässt sich nur dadurch erklären, dass der Mensch tatsächlich das umgangssprachliche »Gewohnheitstier« ist. Solange bestimmte Grenzwerte und Schmerzen nicht erreicht oder überschritten werden, akzeptiert man die schleichende Leistungsminderung. Wo stehen Sie in Ihrer Stressspirale?

Stimmungsschwankungen

»Himmelhoch jauchzend und zu Tode betrübt«, das ist ein Ausdruck für die instabile Gemütsverfassung, die sich so schnell verändern kann wie das Wetter im April. Es ist nicht das sprichwörtliche »falsche Bein«, mit dem man morgens aufgestanden ist, das für diese Hochs und Tiefs verantwortlich ist. Die emotionale Unausgeglichenheit zeigt nach außen an, dass die innere Harmonie zu kippen droht.

16 Vgl. A. Wagner-Link: Aktive Entspannung und Stressbewältigung. S. 27.

Verminderte Belastbarkeit

Mit einer verminderten Belastbarkeit setzt der Körper schon ein deutliches Zeichen, dass der Stress negativ zu wirken beginnt. Die Dinge, die früher leicht von der Hand gingen, werden plötzlich nur noch mühsam bewältigt oder werden zu einer nervenden Qual. Die Phasen, in denen ein konzentriertes Arbeiten möglich ist, werden immer kürzer. Nach Rückschlägen erholt man sich nicht so schnell wie früher. In der Terminologie des Boxsports heißt das: Der Mensch in dieser Phase ist noch nicht k.o., aber doch schon heftig angeschlagen.

Erholungsunfähigkeit

Das »Nervenkostüm« ist jetzt schon so stark strapaziert, dass der natürliche Lebensrhythmus von Anspannung und Entspannung verlorengeht. Zeiten der Aktivität werden nicht mehr in ausreichendem Maße durch Regenerationsphasen kompensiert. Dieser Zustand führt zwangsläufig zu einem weiteren Abfall der Leistungskraft und der Belastbarkeit. Bei einem Fortschreiten dieses Prozesses gelingt es im Berufsleben nicht mehr, die notwendige Distanz zur Arbeit aufrechtzuerhalten. Der Beruf belastet das Privatleben, und die ganze Situation droht zu eskalieren.

Zunehmende Infektanfälligkeit

Jeder Mensch nimmt fortlaufend eine Vielzahl von Mikroorganismen in sich auf. Das stellt für die körpereigene Abwehr im Normalfall kein Problem dar, denn für diese Aufgabe wurde sie von der Natur entwickelt. Aber in Stresssituationen versagen diese Mechanismen. Die Immunabwehr ist geschwächt, weil Energie in andere Bereiche abgezogen wird. Der Körper nimmt in Kauf, dass eine Infektion entstehen kann, weil das Stressproblem gefährlicher erscheint.

Mit Sicherheit spielt auch die Psychosomatik eine Rolle, denn eine Krankheit schafft eine Distanz zum akuten Geschehen. Der Körper lädt den Menschen nicht nur dazu ein, seine Situation zu überdenken, er fordert ihn nachhaltig dazu auf.

Erschöpfung

Körper und Geist sind ausgebrannt. Die emotionale Müdigkeit zeigt sich dadurch, dass die anfänglichen Stimmungsschwankungen an ihrem Tiefpunkt angelangt sind und sich festgefahren haben. Das ganze Leben schlägt dem Betroffenen auf das Gemüt, und das Lachen vergeht ihm endgültig. Wie selbstverständlich oder durch die negative Einstellung programmiert, häufen sich Pannen und Missgeschicke. Die Lebenssituation wird dann häufig mit folgenden Sätzen kommentiert: »Ich habe es ja schon vorher gewusst, dass das schiefgeht.« – »War ja klar, dass noch mehr passiert.« – »Als hätte ich nicht schon genug um die Ohren!« In solchen Situationen zieht man sich mit diesen Sätzen weiter nach unten, denn sie helfen in keinem Fall. Befinden Sie sich in einer Erschöpfungsphase, scheinen negative Gedanken viel leichter aufzukommen als ein positives Denken.

Dem Stress können Sie auf zwei Arten aktiv begegnen. Bereiten Sie sich mental auf Stresssituationen vor, dann werden Sie nicht von ihnen überrascht. Setzen Sie Ihre Erwartungshaltung nicht zu hoch an. Verlangen Sie von sich nichts, das Sie gar nicht erreichen können. Das ist purer Stress und wirklich selbst erzeugt. Wenn Sie dies beachten, können Sie sich auf den Stress vorbereiten, aber verhindern lässt er sich natürlich nicht. Aus diesem Grund ist es wichtig, dass Sie die angestauten Stressenergien wieder abbauen. Suchen Sie sich zum Stressabbau eine eigene Methode. Einige Menschen schreien die Anspannung heraus. Andere treiben Sport. Wenn Sie den Sport wählen, sollten Sie aufpassen, dass Sie durch Verletzungen keinen neuen Stress erzeugen. Absolut ungefährlich sind regelmäßige Entspannungsübungen. Sie erfordern ein regelmäßiges Training, bringen aber auch hervorragende Ergebnisse. Mit den Entspannungsübungen kompensieren Sie aktiv Ihre Anspannung und verbessern zudem Ihre Stressresistenz. Deshalb sollten Sie sich frühzeitig in der Kunst der aktiven Selbstentspannung üben. Denken Sie daran, was ich bereits beschrieben habe. Stress kann sich auf Ihr ungeborenes Kind übertragen und es sein ganzes Leben lang anfällig für Stressfolgeerkrankungen machen. Üben Sie Ruhe und Gelassenheit, und machen Sie regelmäßig Entspannungsübungen.

1, 2, 3, 5 – Wichtige Zahlen der chinesischen Gesundheitsphilosophie

1 steht für Einheit

Die chinesische Medizin sieht den Menschen nicht als Gesamtheit von Einzelteilen, wie z. B. Organen, Knochen und Geweben, sondern als Teil eines Ganzen. Er ist der Mikrokosmos, der im Makrokosmos der Natur lebt. Beide beeinflussen einander. Der Mensch wird zudem als Ganzheit verstanden. Das chinesische Denkmodell berücksichtigt die drei Elemente Körper, Geist und Seele, die einander beeinflussen. Ein Mensch erkrankt nicht nur an Organen oder Gewebestrukturen, sondern die Ursachen der Erkrankungen finden sich immer auch im Geist und im Zustand der Seele. Für eine umfassende Beurteilung seines Gesundheitszustand sollten immer auch seine Lebensgewohnheiten, sein soziales Umfeld, seine alltäglichen Arbeiten, seine Gefühlswelt, die Ernährung und auch die nicht beeinflussbaren klimatischen Veränderungen betrachtet werden. Die Lebenssituation des Patienten fließt daher immer in den Befund ein. Der westliche Arzt »heilt« den Patienten – der chinesische Arzt zeigt dem Patienten nur den Weg zur Heilung. Der Erkrankte heilt sich selbst durch die Aktivierung seines eigenen Gesundheitspotenzials.

Diese Philosophie steht im Gegensatz zur klassischen Schulmedizin, wo Werte und das Messbare entscheiden, in welchem Teil des Körpers die Ursache des gesundheitlichen Problems liegt. Immer mehr Schulmediziner nehmen aber auch die ganzheitliche Seite des Patienten wahr.

2 steht für das Paar »Yin und Yang«

Das globale Lebensprinzip, nach dem alles zwei Seiten hat, ist so alt wie die Menschheit. Der Mensch lässt sich von der Natur inspirieren. Die wichtige Einteilung in Phasen der Aktivität und in Zeiten der Ruhe ist die Grundlage aller natürlichen Vorgänge. Der Wechsel von Tag und Nacht bestimmt für die meisten Menschen das Leben. Ebbe und Flut bilden die zwei Pole innerhalb der Einheit der Gezeiten.

Erst die Dualität von Dingen ermöglicht ein Einordnen und gibt ihnen eine klare Struktur. Ohne unten gibt es keinen Gegenpol zu oben, ohne Innen kein Außen, ohne Kälte keine Wärme usw.

Die Chinesen nannten die beiden gegensätzlichen und untrennbaren Pole »Yin« und »Yang«. Diese Bezeichnungen entlehnten sie Beobachtungen in der Natur. Sie wollten wiederkehrende, natürliche Abläufe erkennen, das Wissen zum Vorteil der Menschen nutzen, vor allem in der Landwirtschaft. Die Erkenntnisse aus den natürlichen Wandlungsphasen ermöglichten es ihnen, sich rechtzeitig auf Veränderungen einzustellen und auf Schäden vorzubereiten.

Das Bild, aus dem die Chinesen die Theorie des Yin und Yang ableiteten, war ein Hügel, der von der Sonne beschienen wurde. Die schattige Seite wurde Yin und die Sonnenseite Yang genannt. Die Nacht als Schattenseite des Tages wurde dem Yin zugeordnet, während der helle Tag im Zusammenhang mit dem Yang steht. Mit dem Yin sind unten und die Erde verbunden, während das Yang oben und den Himmel darstellt. Das folgende Symbol für Yin und Yang haben Sie sicherlich schon einmal gesehen.

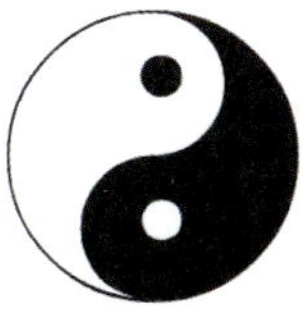

Von großer Bedeutung für die Lehre von der menschlichen Funktionsweise war die Festlegung des Yin als weibliches Prinzip, das der nährenden, bewahrenden und schließenden Funktion entspricht. Auch im westlichen Kulturkreis spricht man von der »Mutter Erde«.

Yang dagegen ist das männliche Prinzip mit den Tätigkeiten: Öffnen, Voranstreben und Ausgeben. Nun folgt eine Aufteilung der Grundkategorien in Yin und Yang:

Yin	**Yang**
Erde	Himmel
Nacht	Tag
Wasser	Feuer
minus	plus
Mond	Sonne
weibliches Prinzip	männliches Prinzip
rechts	links
innen	außen
passiv	aktiv
vorn	hinten
weich	hart
unten	oben
Ruhe	Bewegung

3 steht für die drei Schätze des Menschen

Nach chinesischer Auffassung verfügt jeder Mensch über drei angeborene Qualitäten, die die Chinesen Schätze nennen. Unter dem **Geist** werden die geistige Kraft, aber auch die Wesensstärke und der natürliche Instinkt verstanden. Das **Qi** ist die Lebensenergie, die alles in Bewegung hält und uns zu unseren Zielen führt. Die **Essenz** bezeichnet die Tatkraft, die für die Erfüllung unserer Wünsche und Träume nötig ist. Die Quantität dieser drei Schätze bestimmt, wie unser Leben verläuft. Sind geistige Stärke, Vitalenergie und Tatkraft in ausreichendem Maß vorhanden, fühlen wir uns wohl und sind leistungsfähig und gesund. Wir sind dann in der Lage, ein aktives und dynamisches Leben zu führen.

Ein **geistiger Instinkt** erweckt einen **Gedanken** zum Leben. Man könnte sagen, dass wir eine **Idee** haben, die unsere Hoffnungen, Wünsche und Pläne in sich trägt. Unsere **Vorstellungskraft** ist geweckt. Nun brauchen wir den **Willen**, der die Idee in die Realität umsetzt. Weder allein die Vorstellungskraft noch allein der Wille genügen, damit Pläne erfolgreich verwirklich werden. Erst wenn beide miteinander harmonieren, stellt sich Erfolg ein. Für alles, was wir in unserem Leben tun wollen, brauchen wir **Energie und Tatkraft**. Am Ende dieser schematischen Entwicklung haben wir unseren Geistesblitz zur Realität gemacht.

Im Taijiquan, dem chinesischen Schattenboxen, gibt es eine Übungsanforderung, die genau diesem Schema folgt. Sie lautet:

Herz – Gedanken – Energie – Kraft

Der Funktionskreis »Herz« ist für einen klaren Verstand zuständig. Durch die geistige Klarheit entstehen Gedanken und die genaue Vorstellung, wie die Form vollendet werden soll.[17] Das Herz im Sinne eines klaren Verstandes entwickelt einen Gedanken. Die Energie setzt diese Idee in Bewegung um und daraus entwickelt sich Kraft.

Ein kleiner Alltagstipp an dieser Stelle: Wenn Sie zwar eine Idee haben, diese aber nicht umsetzen können, erinnern Sie sich an das Schema. Finden Sie heraus, welches Element Ihnen zur Umsetzung der Idee fehlt. Ist es die Vorstellungskraft, der Wille oder sind es die Energie und der Elan? Seien Sie sich darüber bewusst, dass nur das Zusammenspiel aller Elemente, den erwünschten Erfolg mit sich bringt. Finden Sie Ihre Schwachstelle, und versuchen Sie, sie zu stärken und letztlich zu beseitigen.

3 steht für die drei Elemente des Himmels und 5 steht für die korrespondierenden Elemente der Erde

Alles bildet eine Einheit, alles in uns, aber auch außerhalb in der Natur. Jeder Makrokosmos spiegelt sich im Mikrokosmos wider, das Große findet sich auch immer im Kleinen.

Die Trockenheit beeinflusst als himmlisches Element das Metall und den Funktionskreis »Lunge«. Mit der »Lunge« sind die Trauer und das Weinen, aber auch die Geschmacksrichtung Scharf verbunden.

Wenn die Natur für Kälte sorgt, wird auch der Funktionskreis »Niere«, dem das Element Wasser zugeordnet ist, beeinflusst. Das kann dazu führen, dass unterschwellige Ängste zutage treten oder bestehende Ängste verstärkt werden. Das kann uns an die Nieren gehen oder auch den Druck auf die Blase erhöhen, was

17 Unter Form versteht man im Taijiquan die Aneinanderreihung von einzelnen Bewegungsfiguren zu einem komplexen Übungsablauf.

einen erhöhten Harndrang zur Folge hat. Die Verwendung von zu viel Salz sollte in Ihrer Ernährung vermieden werden.

Das Element des Himmels, der Wind, steht in Verbindung mit dem Erdelement Holz. Im Menschen steht es für den Funktionskreis »Leber« und die Sehnen. Holz wiederum ist verbunden mit der Wut und dem Schreien, aber auch der Geschmacksrichtung Sauer.

Die Hitze der Sonne wirkt auf das Element Feuer und in unserem Körper auf den Funktionskreis »Herz«. Der Herz- und der Dünndarm-Meridian werden durch die Hitze beeinflusst. Mit dem »Herz« sind die Geschmacksrichtung Bitter, aber auch die Freude und das Lachen verbunden.

Das Himmelselement Feuchtigkeit verändert den Funktionskreis »Milz«, dem das Element Erde zugeordnet wird. Wenn wir uns häufig sorgen und viel grübeln, sollten wir süße Speisen und Nahrungsmittel meiden; so belasten wir »Milz« und »Magen« nicht zusätzlich.

Die Fünf Elemente stehen in einer Verbindung zueinander und beeinflussen sich. Der Ernährungsrhythmus wird auch Mutter-Sohn-Prinzip genannt. Die Energie wird von der Mutter an den Sohn abgegeben und stärkt ihn dadurch. Dieses Prinzip bedeutet beispielsweise folgenden Leitsatz: Das Element Wasser ist die Wurzel des Elements Holz und damit seine Mutter, weil Holz für das Wachstum Wasser benötigt.

Metall ... Westen
Wasser .. Norden
Holz ...... Osten
Feuer .... Süden
Erde ...... Zentrum

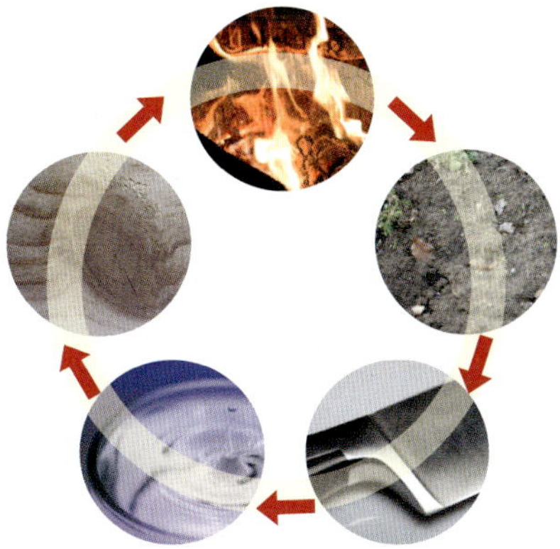

Der Kontrollrhythmus hingegen verhindert einen übermäßigen Anstieg von Energie und wirkt kontrollierend. Er sorgt für ein harmonisches Gleichgewicht, indem er den Energiefluss begrenzt. Die Leitsätze zu diesem Kreislauf sind beispielsweise: Das Element Metall kontrolliert das Element Holz oder begrenzt die Energie des Holzes. Im Kreis der Fünf-Elemente-Wandlungsphasen wird immer das übernächste Element überwacht.

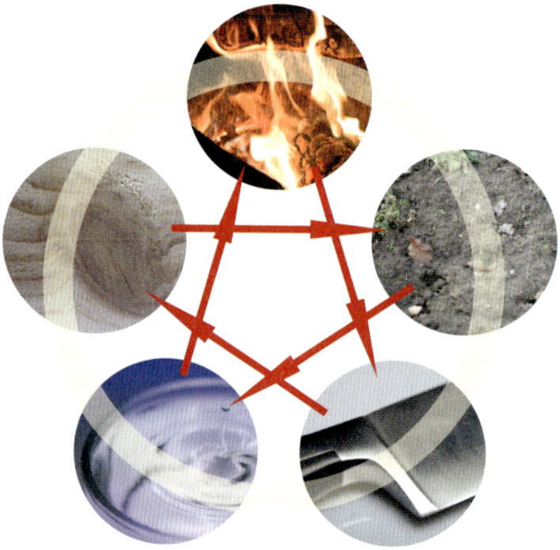

Eine ungewöhnliche Körperreise

An dieser Stelle möchte ich Ihnen ein Standardkapitel der Buchreihe *Leitfaden Chinesische Eigentherapie* vorstellen. Nach den Meridian-Paaren, die zusammen einen Funktionskreis bilden, finden Sie einen Überblick über den jeweiligen Funktionskreis.

Wie ganzheitlich das Qi im Körper fließt, sehen Sie, wenn Sie die Wege der zwölf regulären Meridiane verfolgen. Ich lade Sie zu einer Energiereise durch den Körper ein. Ausgangspunkt für diese »Reise« ist der erste Punkt des Lungen-Meridians. Es ist 3 Uhr morgens, und die Energie »betritt« den Meridian.

Wenn Sie den Meridianverläufen mit den Fingerspitzen folgen, können Sie die Energiezirkulation im Körper intensiver erfahren. Die ungewöhnliche Körperreise wird dann zur sinnlichen Körperreise, und Sie spüren dem Weg des Energieflusses nach. Es gibt Abschnitte dieser Reise, die Sie nicht selbst erreichen können. Bitten Sie einen vertrauten Menschen, wie Ihren Partner, dass er die Verläufe für Sie nachvollzieht. Für Sie beide kann dies zu einer interessanten und lehrreichen Reise werden.

Eine körperliche Disharmonie zeigt sich oft an der Haut. Sie verrät, wenn im Inneren das Gleichgewicht verlorengegangen ist. Nutzen Sie die Reise dazu, eventuelle Auffälligkeiten festzustellen. Rötungen und andere Hautverfärbungen, die beispielsweise im Winter aufgrund mangelnder Frischluftzufuhr entstehen, sind dabei unbedeutend. Doch dauerhafte und von der Jahreszeit unabhängige Auffälligkeiten sollten Sie genauer betrachten, denn hier kann im Meridianverlauf zum Ausdruck kommen, dass die Energieverhältnisse bei Ihnen nicht ausbalanciert sind.

Richten Sie Ihre Konzentration auf das Geschehen, spüren und sehen Sie den Weg der Energie in Ihrem Körper.

Hand-Lunge-Meridian (Yin)

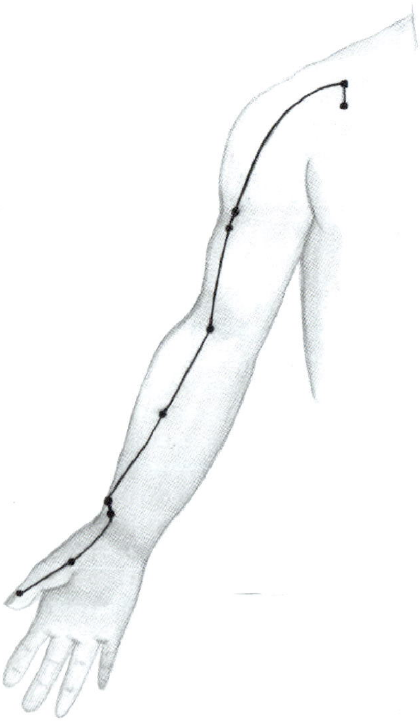

Die erste Etappe der Reise beginnt an der Lunge, etwas unterhalb der Brustwarze, und verläuft über die Achselhöhle, die Innenseite des Ober- und Unterarms, den Handballen bis zur Daumenspitze. In der Zeit von 3 bis 5 Uhr früh treffen Sie dabei auf elf Akupunkturpunkte, über die sich Atemwegserkrankungen sowie Schulter- und Rückenschmerzen behandeln lassen.

Von der Innenseite des Unterarms führt ein Ast zum Zeigefinger, wo die Verbindung zum Dickdarm-Meridian beginnt.

Hand-Dickdarm-Meridian (Yang)

Diese Energiebahn entspringt am Zeigefinger, setzt sich über die Vorderlinie des Unter- und Oberarms, anschließend über die Schulter und die äußere Kante des Schlüsselbeins, den Nacken und die Wange zum Gesicht fort. Etwas seitlich des Nasenlochs endet sie.

Am Ende dieses Abschnitts ist es sieben Uhr morgens. Sie haben mehr als 20 Akupunkturpunkte passiert, die Erkrankungen des Kehlkopfes, der Sinne und des Rachens positiv beeinflussen können. Außerdem können Schulter- und Rückenbeschwerden gelindert werden.

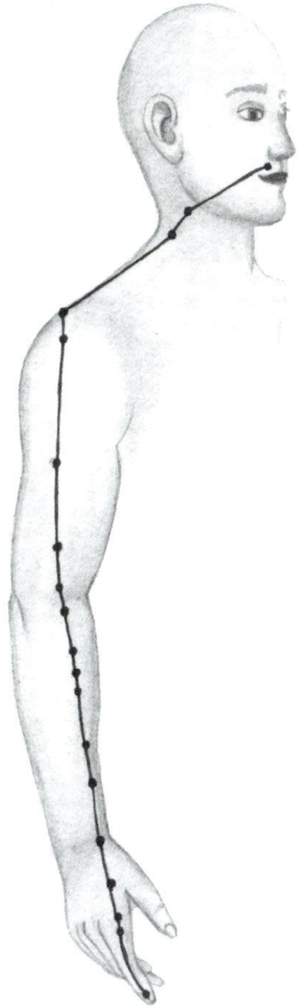

Die Nase stellt im Funktionsverbund mit Lunge und Dickdarm die Verbindung zur Außenwelt dar. Die Haut und die Körperbehaarung sind aus chinesischer Sicht das Gewebe, das sich verändert, wenn die Energie im Funktionskreislauf blockiert ist oder Energie fehlt. Kreisrunder Haarausfall und Verfärbungen der Haut weisen auf eine Störung des Gleichgewichts in dieser Leitbahn hin.

Auch Emotionen wie Trauer oder Melancholie können der gleichmäßigen Energiebewegung schaden. Traurige Menschen weinen häufig und verlieren mit jeder Träne Körperflüssigkeit. So trocknet der Mensch regelrecht innerlich aus. Innere Trockenheit ist ein häufiger Krankheitsauslöser. Weitere Informationen zu diesem Thema können Sie im Kapitel zu den Einflüsse nachlesen. Die Angaben zu den Tageszeiten beziehen sich auf die Meridiane. Der Lungen-Meridian ist also um 3 bis 5 Uhr nachts am aktivsten.

Funktionskreis	**Lunge**
Partnermeridian	Dickdarm
Sinnesorgan	Nase
zugeordnetes Gewebe	Haut
Jahreszeit	Herbst
Tageszeit des maximalen Energieflusses	Lu 3–5 / Di 5–7 Uhr
klimatischer Einfluss	Trockenheit
Farbe	Weiß
Geschmack	scharf
Himmelsrichtung	Westen
Emotion	Trauer
Wandlungsphase nach den Fünf Elementen	Metall

Fuß-Magen-Meridian (Yang)

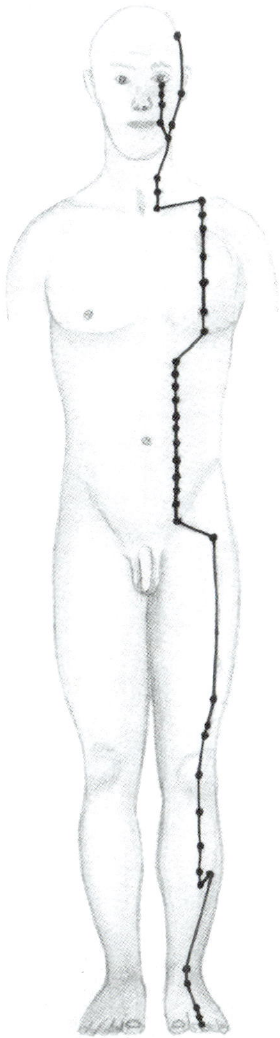

Nun folgt ein recht langer Abschnitt der Reise. Er beginnt seitlich der Nase. Die Energie fließt zum inneren Augenwinkel, danach wieder neben die Nasenflügel oberhalb der Lippen. Dann führt der Meridian den Hals hinab über die Brust, das Zwerchfell, den Magen und die Leistengegend. Von dort setzt er sich zum Bein fort, wo er an der Vorderlinie des Ober- und Unterschenkels bis zum Rist verläuft. An dieser Stelle zweigt ein Ast zur Innenseite des großen Zehs ab. Er bildet die Verbindung zum Milz-Meridian. Der Fuß-Magen-Meridian verläuft bis zur Außenseite des zweiten Zehs.

Die Reise dauerte von 7 bis 9 Uhr morgens. Dieser Meridian verfügt mit 45 Akupunkturpunkten über die zweithöchste Anzahl von »Toren der Energie«. Über die Stimulation dieser Punkte lassen sich Erkrankungen von Magen, Darm, Mund und Zähnen behandeln. So können Sie auf ein geistig-seelisches Ungleichgewicht Einfluss nehmen.

Fuß-Milz-Meridian (Yin)

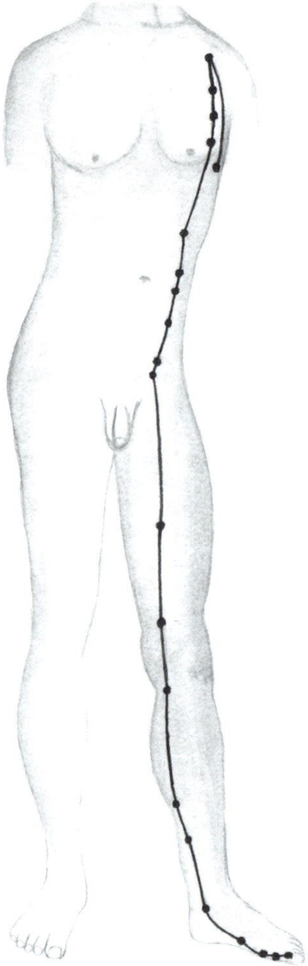

Die Innenseite des großen Zehs ist der Ausgangspunkt für den nächsten Teil der Körperreise. Sie führt entlang der Innenseite des Knöchels, der Innenseite des Unterschenkels und des Knies. Danach setzt sich der Meridian über die Vorderlinie des Oberschenkels zum Bauch, zur Milz und dem Magen fort. An dieser Stelle zweigt ein Ast ab, der über das Zwerchfell zum Herzen verläuft und die Verbindung zum Herz-Meridian herstellt.
Um 11 Uhr vormittags haben Sie die 21 Akupunkturpunkte passiert. Ihre therapeutische Bedeutung liegt in der Behandlung von Milz- und Magenerkrankungen, Frauenleiden und Geschlechtskrankheiten.

Der Funktionskreis »Milz« hat den Magen als Partnermeridian. Beide transportieren die Nahrung und wandeln sie in für den Organismus verwertbare Stoffe um. Dieser Funktionskreis bildet auch das »Blut« und gewährleistet einen ordnungsgemäßen Energiefluss. Der Mund ist das korrespondierende Sinnesorgan der Einheit.

Veränderungen der Mundschleimhaut sind Indizien für eine Störung des Milz-Magen-Funktionskreises. Muskelschwund und Muskelschwäche können die Folge davon sein. Außerdem heilen

Fleischwunden schlechter ab, wenn nicht genügend Energie für die »Reparatur« vorhanden ist. Auch Auffälligkeiten an den Lippen geben Hinweise darauf, dass Probleme im Milz-Magen-Bereich vorliegen. Zu viel Grübeln und Nachdenken können im wahrsten Sinne des Wortes »auf den Magen schlagen«.

Funktionskreis	Milz
Partnermeridian	Magen
Sinnesorgan	Mund
zugeordnetes Gewebe	Muskeln, Fleisch
Jahreszeit	Spätsommer oder auch allgemein Zwischenjahreszeiten
Tageszeit des maximalen Energieflusses	Mi 7–9 / Ma 9–11 Uhr
klimatischer Einfluss	Feuchtigkeit
Farbe	Gelb
Geschmack	süß
Himmelsrichtung	Mitte, Zentrum
Emotion	Nachdenken, Grübeln
Wandlungsphase nach den Fünf Elementen	Erde

Hand-Herz-Meridian (Yin)

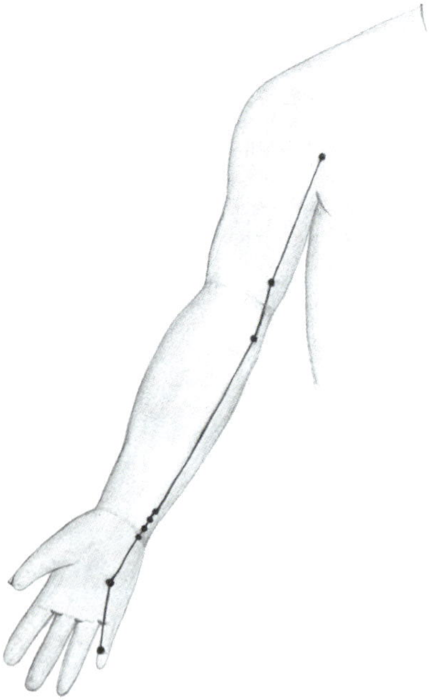

Innerhalb des Herzens beginnt ein Ast des Hand-Herz-Meridians. Er übernimmt die Energie von einem Ast des Fuß-Milz-Meridians. Dieser Teil der Reise beginnt in der Achselhöhle. Der Weg führt über die Lunge, die Innenseite des Ober- und Unterarms über die Außenseite der Handfläche zur Innenseite des Nagelwinkels am kleinen Finger.

Um 13 Uhr endet die Reise auf diesem Meridian. Die neun Akupunkturpunkte des Meridians werden bei der Behandlung von Herz- und Brustkrankheiten, aber auch bei geistig-seelischen Störungen stimuliert.

Hand-Dünndarm-Meridian (Yang)

Die Außenseite des Nagelwinkels am kleinen Finger ist der Ausgangspunkt für den nächsten Teil der Reise. Die Energie fließt über die Außenseite des Handgelenks, den Ellbogen, die Außenseite des Oberarms zu Schulterblatt und Schlüsselbein. Dort zweigt der Ast über den Hals, die Wange, etwas unterhalb der Augenhöhle und der Nase zum inneren Augenwinkel ab. Er verbindet den Dünndarm-Meridian mit dem Blasen-Meridian. Vom Schlüsselbein verläuft der Meridian weiter zum äußeren Augenwinkel und dem inneren Ohr, wo er endet.
Die 19 Akupunkturpunkte, die Sie bis 15 Uhr passiert haben, beeinflussen Kopf-, Ohren-, Augen- und Halskrankheiten positiv.

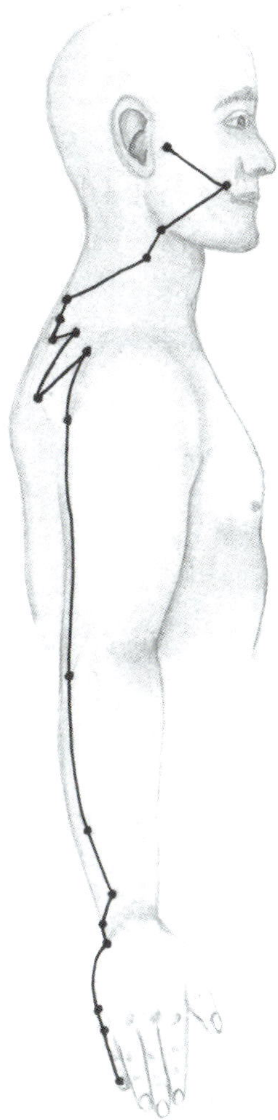

An Zungenbelägen oder -verfärbungen erkennt man Störungen des Herz-Dünndarm-Bereichs. Dem Funktionskreis sind die Gefäße zugeordnet.

Eine Früherkennung von Erkrankungen ist etwas schwierig, weil die Gefäße nicht zu sehen sind. Jedoch kann man im Gesicht Störungen der Herzfunktion erkennen. Diesem Funktionskreis ist die Emotion Freude zugeordnet, und auch diese kann durchaus schädlich sein, denn man kann sich umgangssprachlich auch »totlachen«.

Funktionskreis	Herz
Partnermeridian	Dünndarm
Sinnesorgan	Zunge
zugeordnetes Gewebe	Gefäße
Jahreszeit	Sommer
Tageszeit des maximalen Energieflusses	He 11–13 / Dü 13–15 Uhr
klimatischer Einfluss	Hitze
Farbe	Rot
Geschmack	bitter
Himmelsrichtung	Süden
Emotion	Freude
Wandlungsphase nach den Fünf Elementen	Feuer

Fuß-Blasen-Meridian (Yang)

Der nächste Teil der Meridianreise beginnt am inneren Augenwinkel, führt über die Stirn, den Nacken und die Schulter zum Schulterblatt. Danach setzt sich der Meridian über die Nieren, die Blase, das Gesäß, die hintere Seite des Unterschenkels, den äußere Fußknöchel und den Fuß fort. Er endet an der Spitze des kleinen Zehs.

Sie kommen um 17 Uhr an und haben auf diesem Teil der Reise 67 Akupunkturpunkte passiert. Diese Punkte dienen der Behandlung von Kopf-, Nacken-, Rückenbeschwerden, Krankheiten der Beine, Nieren oder Blase. Auch bei geistig-seelischen Erkrankungen können Sie sie stimulieren.

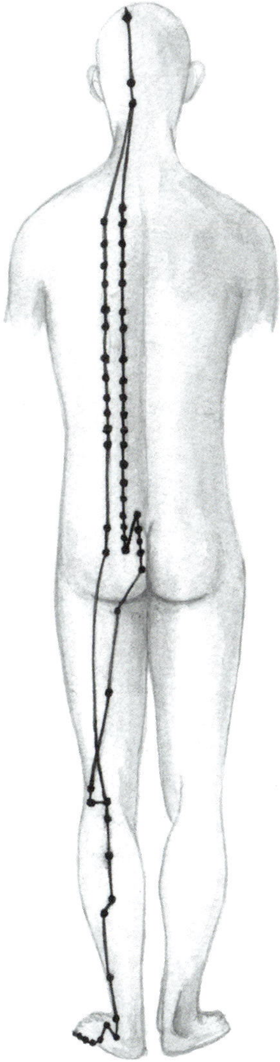

Fuß-Nieren-Meridian (Yin)

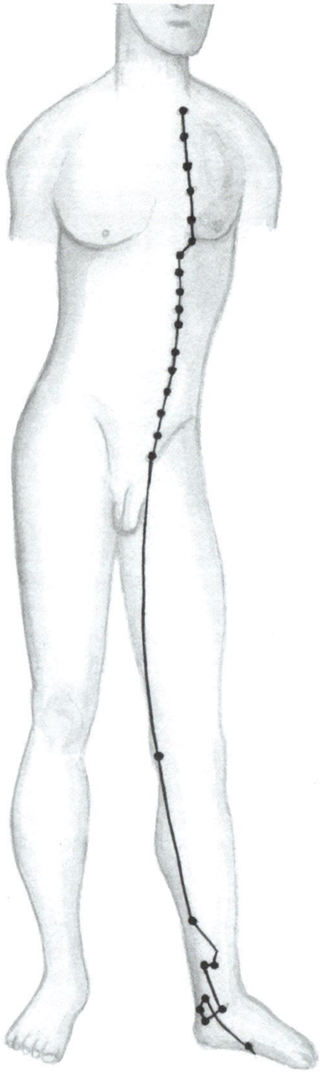

Von der Unterseite des kleinen Zehs reisen Sie nun zum Mittelpunkt des Fußballens. An dieser Stelle befindet sich »Yongquan«, der erste Punkt des Nieren-Meridians. Dieser Yin-Meridian verlängert sich hinter dem Knöchel und der Innenseite des Beines nach oben. Dann passieren Sie die Nieren, die Blase, den Bauch, die Leber, das Zwerchfell und die Lunge. An der Lunge zweigt ein Ast zum Herzen ab und schafft die Verbindung zum Herzbeutel-Meridian. Nach der Lunge führt der Meridian über die Kehle zur Wurzel der Zunge, die Sie um 19 Uhr erreichen.
Die 27 Akupunkturpunkte auf diesem Meridian beeinflussen den Verlauf bei Frauenkrankheiten, Geschlechtserkrankungen sowie Nieren-, Lungen- und Halserkrankungen positiv.

Das Sinnesorgan Ohr gehört zu der Nieren-Blasen-Einheit. Hörstörungen zeigen häufig an, dass dieser Funktionskreis geschwächt ist und es an Energie fehlt. Die Gefühle Angst und Furcht wirken besonders negativ auf diese Energiebahnen ein und behindern deren Funktionen. Auch Erkrankungen der Knochen, wie Osteoporose, werden als Symptome einer

Schwäche der Nierenfunktion angesehen. Diesen Zusammenhang kennt man auch aus der »Angst, die in den Knochen sitzt«.

Funktionskreis	Niere
Partnermeridian	Blase
Sinnesorgan	Ohr
zugeordnetes Gewebe	Knochen
Jahreszeit	Winter
Tageszeit des maximalen Energieflusses	Bl 15–17 / Ni 17–19 Uhr
klimatischer Einfluss	Kälte
Farbe	Schwarz
Geschmack	salzig
Himmelsrichtung	Norden
Emotion	Angst, Furcht
Wandlungsphase nach den Fünf Elementen	Wasser

Hand-Herzbeutel-Meridian (Yin)[18]

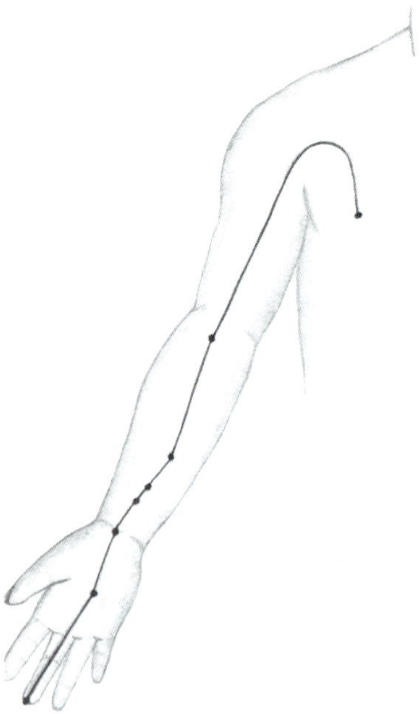

Dieser Meridian verzweigt sich bereits im Herzen. Zuerst reisen Sie dem Weg der Energie nach und betrachten anschließend den Hauptverlauf des Meridians. Innerhalb der Brust beginnt die Reise über den Herzbeutel, das Zwerchfell, das Dreifacher-Erwärmer-Areal im Oberbauch und über den Unterbauch. Folgen Sie dem Hauptverlauf, so gelangen Sie von der Brust zur Achselhöhle. Von dort setzt sich der Meridian an der Mittellinie des Ober- und des Unterarms auf deren Innenseite zum Handgelenk fort. Anschließend passieren Sie den Mittelpunkt der Handfläche, den »Laogong« oder Herzbeutel 8 genannt, und erreichen die Spitze des Mittelfingers. Am »Laogong« beginnt die Abzweigung zur Spitze des Ringfingers. Sie ist die Verbindung mit dem Dreifacher-Erwärmer-Meridian. Auf diesem kurzen Abschnitt begegnen Sie neun Akupunkturpunkten, die bei Herz-, Brust- und Magenerkrankungen stimuliert werden. Sie beenden diesen Abschnitt um 21 Uhr.

Der Herzbeutel-Meridian ist auch als Perikard- oder Kreislauf-Sexualität-Meridian bekannt. Er unterstützt die Funktion des Herzens und des Kreislaufs und schützt das Herz vor negativen Einflüssen. Auch an der Verteilung von Sauerstoff und Nährstoffen ist er beteiligt.

18 Der Herzbeutel-Meridian wird auch als Kreislauf- oder Perikard-Meridian bezeichnet.

Hand-Dreifacher-Erwärmer-Meridian (Yang)

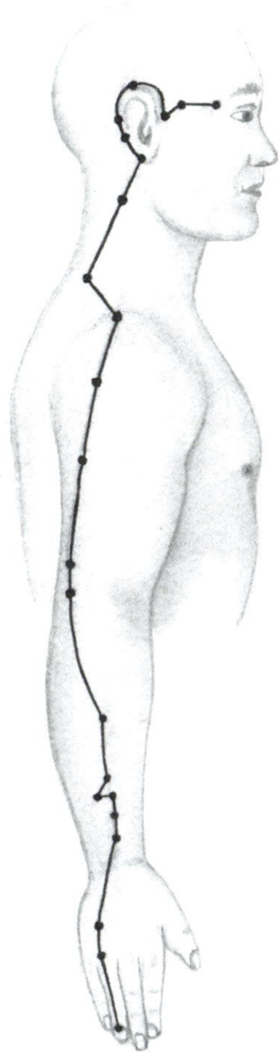

Der nächste Abschnitt der Meridianreise beginnt an der Außenseite des Ringfingers. Der Meridian läuft über das Handgelenk, die Außenseite des Unter- und des Oberarm, die Schulter und das Schlüsselbein zur Brust. An der Brust beginnt die Verzweigung zum Bereich unterhalb der Augenhöhle über den siebten Halswirbel, den Hinterrand des Ohres und die seitliche Stirnpartie. Vom Hinterrand des Ohres verläuft ein weiterer Ast über die Wange zum äußeren Augenwinkel, wo Sie diesen Teil der Reise um 23 Uhr beenden. Er ist die Verbindung zum Gallenblasen-Meridian. In seinem Verlauf versorgt der Hand-Dreifacher-Erwärmer-Meridian die folgenden Bereiche: den Unteren Erwärmer, den Mittleren-Erwärmer-Bereich und das Zwerchfell.
Die 23 Akupunkturpunkte, die auf diesem Meridian liegen, dienen der Therapie von beispielsweise Ohren-, Augen-, Brust- und Halserkrankungen sowie seitlichen Kopfschmerzen.

Der Dreifache-Erwärmer-Meridian ist für die Bildung des Qi zuständig. Er setzt dabei im Kopf-Brust-Bereich, im Bereich von unterhalb der Brust bis oberhalb des Bauchnabels und im Bauchraum an.

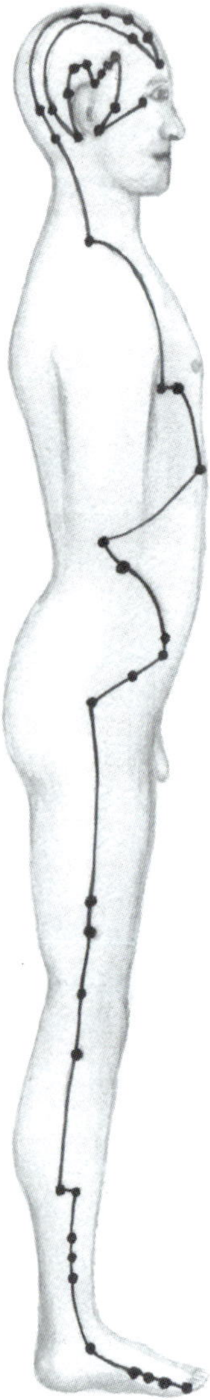

In der westlichen Medizin gibt es kein Organ oder körperliches System, das mit dem Herzbeutel- oder dem Dreifachen-Erwärmer-Meridian vergleichbar ist. Durch die enge Verbindung zum Herz-Dünndarm-Funktionskreis wird dieser Einheit die Zunge als Sinnesorgan zugeordnet. Auch die Emotionen Freude und Ausgelassenheit sowie die Farbe Rot stehen in besonderer Beziehung zu dieser Leitbahn.

Gallenblasen-Meridian (Yang)

Folgen Sie dem Gallenblasen-Meridian vom äußeren Augenwinkel über den seitlichen Stirnbereich, den Bereich hinter dem Ohr und dem Nacken zu Schulter und Schlüsselbein. Im Bereich des Schlüsselbeins verzweigt sich der Meridian. Sie folgen ihm über die Achselhöhle und die Brust zu den Rippen. Der zweite Weg der Energie verläuft über die Brust, das Zwerchfell, die Leber, die Gallenblase und die Rippen zum Schambereich. Beide Zweige vereinen sich am Hüftbein und setzen sich über die Außenseite des Oberschenkels und des Knies sowie den Rist zur Außenseite des vierten Zehs fort. Am großen Zeh beginnt die Abzweigung zum Leber-Meridian.
Dieser Meridian hat 44 Akupunkturpunkte, die sich zur Therapie von seitlichen Kopfschmerzen, Problemen mit den Füßen und Beinen und einer eingeschränkten Flexibilität der Arme stimulieren lassen.

Fuß-Leber-Meridian (Yin)

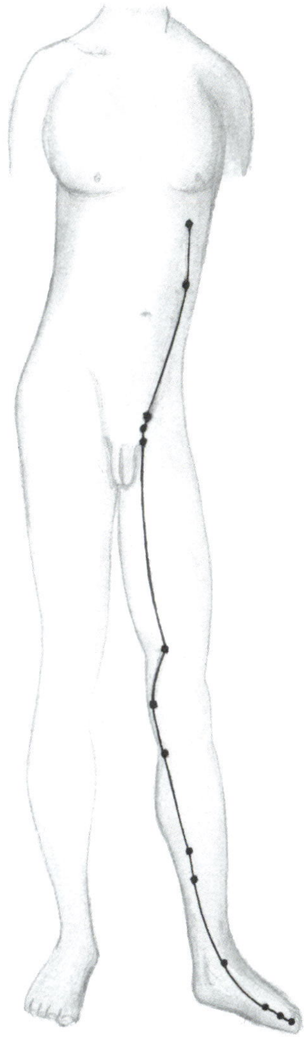

Um 1 Uhr starten Sie zum letzten Teil der Meridianreise. Ausgangspunkt ist der große Zeh. Sie folgen dem Energiefluss über den Rist, die vordere Linie des Knöchels, die Mittellinie auf der Innenseite des Unter- und des Oberschenkels bis zur Schamgegend. Danach setzt sich der Meridian über den Unterbauch, die Magenseite, die Leber und Gallenblase und das Zwerchfell fort. Am Zwerchfell beginnt eine Abzweigung in Richtung Lunge. Sie ist der Übergang zum Lungen-Meridian. Der Leber-Meridian führt weiter über die Rippen, die Kehle, die Nase und das Auge zum Scheitelpunkt des Kopfes.
An diesem Punkt nehmen das Lenker- und das Konzeptionsgefäß Energie auf. Eine Beschreibung der Verläufe und der Aufgaben dieser Gefäße folgt im nächsten Abschnitt. Auf dem Fuß-Leber-Meridian liegen 14 Akupunkturpunkte. Sie werden bei der Behandlung von Frauen- und Geschlechtskrankheiten, Magen- und Kopfschmerzen sowie geistig-seelischem Ungleichgewicht gereizt.

Das Auge und die Sehnen stehen in enger Verbindung mit dieser Funktionseinheit. Lähmungen sind häufig durch eine Schwäche der Sehnen und energetische Probleme in diesem Funktionskreis zu erklären. Zorn und Reizbarkeit sind die Gefühle, die diesem Funktionskreis zugeordnet werden.

Funktionskreis	Leber
Partnermeridian	Gallenblase
Sinnesorgan	Auge
zugeordnetes Gewebe	Sehnen
Jahreszeit	Frühling
Tageszeit des maximalen Energieflusses	Le 1–3 / Gb 23–1 Uhr
klimatischer Einfluss	Wind
Farbe	Grün
Geschmack	sauer
Himmelsrichtung	Osten
Emotion	Zorn, Wut, Reizbarkeit
Wandlungsphase nach den Fünf Elementen	Holz

Zwei außergewöhnliche Meridiane

Nachdem Sie die Energiebahnen der zwölf regulären Meridiane kennengelernt haben, folgen Sie nun zwei von acht außergewöhnlichen Meridianen.

Das Konzeptionsgefäß

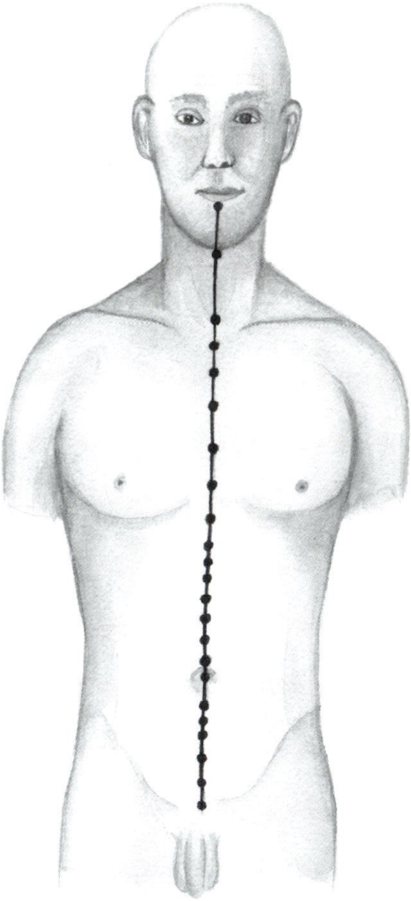

Dieser außergewöhnliche Meridian wird auch als die »Aufnehmende Leitbahn« bezeichnet. Er beginnt im Becken und führt in der Körpermitte nach oben in Richtung Kopf. Auf diesem Weg passiert er die Geschlechtsorgane, den Bauch, die Brust, die Kehle und den Unterkiefer.

Das Konzeptionsgefäß kontrolliert das Yin im Körper. Die 24 Akupunkturpunkte dienen zur Behandlung von Frauenkrankheiten. Der Punkt 3, auch »Zhongji« genannt, befindet sich etwa eine Handbreit unterhalb des Bauchnabels. Der Punkt 4, auch »Guanyuan« genannt, liegt etwas höher als Punkt 3, vier Fingerbreit unterhalb des Bauchnabels. Beide Punkte haben eine besondere Bedeutung bei der Therapie von gynäkologischen Störungen aller Art und Regelbeschwerden. Die gesamte Leitbahn dient der Behandlung von Hals- und Kopfbeschwerden sowie Erkrankungen im Bauch- und Brustraum.

Das Lenkergefäß

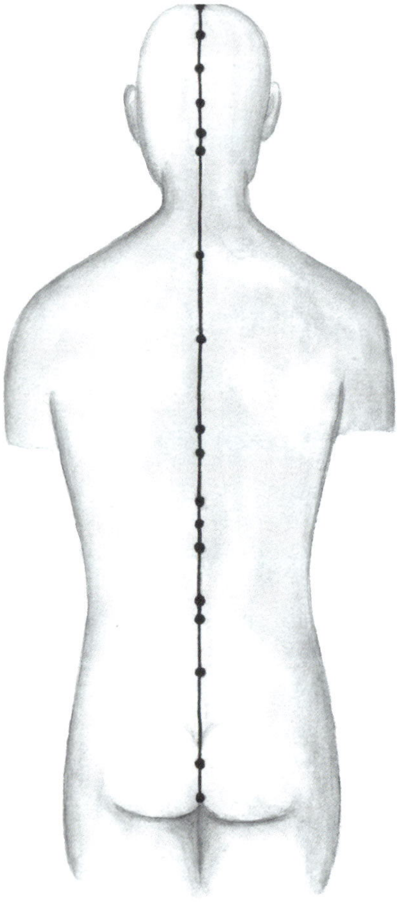

Das Lenkergefäß wird auch als »Leitbahn der Steuerung« bezeichnet, weil es das Yang kontrolliert. Im Kapitel zum Yin und Yang haben Sie erfahren, dass die Brust dem Yin und der Rücken dem Yang zugeordnet wird.

Dieser außergewöhnliche Meridian beginnt im Bereich zwischen den Geschlechtsorganen und dem After. Er setzt sich entlang der Wirbelsäule nach oben fort. Am Kopf verläuft er über den Hinterkopf, die Schädeldecke, die Stirn, die Nase und den 27. Punkt, der an der Oberfläche etwas oberhalb der Lippen liegt. Der 28. und letzte Akupunkturpunkt dieses Meridians befindet sich auf der Mundinnenseite am Treffpunkt von Oberlippe und Zahnfleisch.

Stellvertretend für viele wichtige Punkte auf dieser Energiebahn möchte ich Ihnen den 4. Punkt, auch »Mingmen« genannt, vorstellen. Er ist das sogenannte »Seelentor« und wirkt positiv bei irregulärer Menstruation, Impotenz und Tinnitus. Von der Beckenkante aus gesehen, gehen Sie zwei Lendenwirbel nach oben. Dort befindet sich der Bereich dieses Punktes.

Das Lenkergefäß und das Konzeptionsgefäß bilden einen Kreislauf, der neben der Akupunktur und Akupressur auch in Meditationen genutzt wird. Da sie das

Yin und das Yang kontrollieren, haben sie einen großen Einfluss auf den ganzen Körper.

Zusammenfassung

Das fernöstliche Prinzip »Heilen, bevor die Krankheit ausbricht« basiert auf der Akzeptanz dieser Innen-Außen-Verbindungen. Besonders der Weg von innen nach außen steht im Vordergrund dieses Prozesses. Ihnen fällt es sicherlich leichter, die umgekehrte Richtung zu akzeptieren, denn auch in der westlichen Medizin werden Organe an bestimmten Stellen durch verschiedene Hautreizungsmethoden beeinflusst.

Doch kein Mensch erkrankt ohne Vorwarnung! Vielen Menschen bleiben die äußeren Signale der Krankheit verborgen. Manchmal schenken sie ihnen aber auch keine Beachtung. So kann sich die Krankheit weiterentwickeln und man reagiert erst dann, wenn die Beschwerden das Anfangsstadium überschritten haben. Eine einfache und leichte Korrektur ist dann nicht mehr möglich, weil sich die Erkrankung bereits ausgebildet hat.

Es ist daher nützlich, sich selbst regelmäßig etwas genauer auf körperliche Anzeichen und ein verändertes Körpergefühl zu betrachten. Die äußeren Zeichen rufen häufig eine Panik des Betroffenen hervor, weil der »Feind« nun erkennbar wird. Doch übereilte Schlussfolgerungen sind nicht ratsam. Nicht jede gerötete Zungenspitze gibt Anlass zu der Vermutung, dass ein Herzleiden vorliegt. Nicht jeder Ärger, der Ihnen auf den Magen schlägt, führt sofort zu einem Magengeschwür. Erst wenn bestimmte Merkmale über einen längeren Zeitraum hinweg auftauchen, bei einer geröteten Zungenspitze sind es beispielsweise drei Monate, sollten Sie sich einer genaueren Untersuchung durch einen sicheren Diagnostiker unterziehen. Dieser kann eine verlässliche Aussage über Ihren Gesundheitszustand machen.

Methoden der chinesischen Medizin

Qigong

Der chinesische Begriff »Qi« (ausgesprochen »tschi«) bezeichnet die antreibende Lebenskraft, es gibt im Deutschen allerdings keine eindeutige Übersetzung für ihn. Einige gängige Interpretationen sind: Energie oder Lebensenergie, Vitalkraft, aber auch die Bezeichnungen Atem, Luft oder Hauch.

Was ist Qi? Qi ist etwas, dessen Form und Stoff nicht zu sehen ist, das aber diese (Form und Materie) wechselseitig bewegend beeinflusst.[19] Diese Erklärung erscheint auf den ersten Blick verwirrend, aber nach mehrmaligem Lesen erschließt sich die umfassende Bedeutung der Definition. Beim Qi handelt er sich um die antreibende Kraft des Lebens, welche die Organe und das Gewebe versorgt und deren Funktionen aufrechterhält. Es ist aber keine Kraft, die ausschließlich im menschlichen Organismus existiert. Vielmehr ist es ein allumfassendes Phänomen, das den Makrokosmos Natur und den Mikrokosmos Mensch bestimmt. Der Mensch schöpft seine Kraft nach chinesischer Ansicht aus der makrokosmischen Energie. Er existiert als Teil des Ganzen, ist von der umgebenden Energie abhängig und wird von deren Veränderungen beeinflusst.

Jeder Energieverlust, der durch Bewegung oder die Umwandlung von Energie entsteht, wird von der Natur ersetzt. Die Voraussetzung dafür ist, dass die Natur und der Mensch »funktionieren«. Wenn das »Qi« fließt, bedeutet diese Bewegung einen dauerhaften Transformationsprozess, ein permanentes Verschieben

19 Vgl. Erich W. und Ilse R. Stiefvater: Chinesische Atemlehre und Gymnastik. 3. erweiterte Auflage. Heidelberg 1985, S. 31.

der Energieverhältnisse im Körper. Je nachdem, wo in der aktuellen Situation Energie benötigt wird, zieht der Organismus sie aus eher passiven Teilen. Steigen die Yin-Anteile, so verliert Yang an Kraft und umgekehrt. Dieses dynamische Verhältnis ermöglicht ein harmonisches, inneres Gleichgewicht, das einem ständigen Wandel unterzogen ist. Gelingt es, diese innere Bewegung aufrechtzuerhalten, ist der Mensch gesund und leistungsfähig bis ins hohe Alter hinein.

Das »Qi« ist ein Überbegriff für Energie. Es existiert in verschiedenen Formen mit unterschiedlichen Wirkungsmechanismen, Aufgaben und Ursprüngen. Grundsätzlich wird das Qi unterschieden in das vor der Geburt erworbene Qi und das nach der Geburt erworbene Qi.

Die Basisenergie, das kongentiale Qi, erhalten wir im Mutterleib gewissermaßen als »Proviant« mit auf unseren Lebensweg. Je mehr Basisenergie wir erhalten, desto besser gelingt uns der Start in das Leben. Das Umfeld der schwangeren Frau sollte daher Rücksicht nehmen und der Frau besondere Beachtung schenken. Aber auch die Schwangere selbst kann ihrem Kind den bestmöglichen Einstieg ins Leben bieten. Das kongentiale Qi besteht aus dem sogenannten Essenz-Qi, das auch als »Primäre Essenz« bezeichnet wird. Es löst bei der Zeugung die Entstehung neuen Lebens aus und beeinflusst die Entwicklung des Kindes. Das primäre Qi hingegen ist die Lebenskraft, die von der Mutter auf das Kind übertragen wird.

Wenn wir ins Leben gestartet sind, beginnt ein lebenslanger Erwerb von Energie. Diese Energieform ist das erworbene Qi. Es existieren zwei Arten des erworbenen Qi: die Himmelskraft und die Erdkraft. Das Himmels-Qi ist die Energie, die wir mit jedem Atemzug in uns aufnehmen. Die Atmung ist also viel mehr als die reine Aufnahme von Sauerstoff. In fernöstlichen Kulturen wird der Atmung in Form von Training und Meditation eine besondere Aufmerksamkeit geschenkt. Die zweite Form der erneuerbaren Vitalkraft ist das Erd-Qi, das wir über die Nahrung aufnehmen. Das vor- und das nachgeburtliche Qi beeinflussen einander und bilden gemeinsam das »Wahre Qi«, das die Kraft für alle körperlichen Vorgänge liefert.

Eine weitere Energieform ist das Abwehr-Qi, das an der Oberfläche des Körpers sehr dicht unter der Haut zirkuliert. Im Inneren fließt das »nährende Qi«, das die Körpersäfte und das Verhältnis von Yin und Yang im Körper beeinflusst.

Eine Basis des Selbsthilfeprogramms, das ich Ihnen vorstelle, ist das **Qigong**. Qigong (ausgesprochen »tschigung«) ist die traditionelle chinesische Atem- und Heilgymnastik. Die Übungen haben in China eine sehr lange Tradition und sind wahrscheinlich noch älter als die Akupunktur. Sie dienen sowohl der Gesunderhaltung als auch der Therapie. Der Begriff »Qi« beschreibt die Energie und die Vitalkraft; »Gong« bedeutet Arbeit oder Methode. Mit dieser Trainingsform aktivieren Sie Ihre Selbstheilungspotenziale. Wenn Qigong seine Wirkung entfalten soll, müssen beim Training bestimmte Regeln eingehalten werden.

Qigong wirkt immer integral, es macht immer ein Ganzes aus, indem es Geist, Körper und Seele gleichermaßen anspricht und deren Funktionen fördert. Alle Methoden, die ich Ihnen vorstelle und die Ihnen eine Hilfe bei Ihrem gesundheitlichen Problem sein sollen, bilden ein Ganzes. Qigong sollte nicht losgelöst von den Ernährungstipps, den Entspannungsübungen und den Massagen durchgeführt werden. Sehen Sie alle vier als Schlüssel zur Selbsthilfe. Jeder Ansatz ist wertvoll, aber häufig bringt gerade die Kombination verschiedener Ansätze Ihnen mehr Erfolg. Die Vielfalt des Qigong beruht auf den Anforderungen, die seit Tausenden von Jahren an diese Methode gestellt wird. Qigong hat sich den Erwartungen der Menschen angepasst. Nur wenn Sie sich während des Trainings wohlfühlen, werden Sie auch die gewünschten Effekte erzielen. Qigong ist niemals Selbstzweck, sondern immer nur ein Hilfsmittel. Das Ziel des Trainings bestimmt die Auswahl der Übung. Stellen Sie sich folgende Frage: »Will ich mein Training auf die inneren Organe und Funktionen abstimmen oder brauche ich die Arbeit an den Muskeln, Sehnen und Gelenken oder ist beides erforderlich?«

Die vielfältigen Einsatzmöglichkeiten beginnen bei den **Körperpositionen**, in denen Qigong trainiert werden kann. Es gibt Übungen im Stehen, Übungen im Sitzen oder Übungen im Liegen. Qigong kann als eigenständige Therapie eingesetzt werden, es unterstützt aber auch die Wirkung anderer Heilmethoden. Es kann in **Ruhe**, d. h. ohne äußere Bewegung, praktiziert werden, oder **Bewegung** kann das Führen der Energie anleiten. Man kann durch äußere Ruhe, zu innerer Bewegung gelangen oder auch durch innere Bewegung äußere Ruhe erschaffen. Jede Qigong-Übung erfordert Feinabstimmung in vielen Bereichen. Die Tagesform des Trainierenden ist besonders wichtig, d. h., hat der Übende einen stressigen Tag oder kommt er aus dem Urlaub. Außerdem gleicht man die Übung an das Alter und an den Gesundheitszustand des Menschen an. Möchte jemand Qigong trainieren, der gesund ist und die Übungen nur präventiv erlernen will? Handelt es sich um einen geschwächten Menschen, der festgestellt hat, dass seine Kräfte nachgelassen haben oder möchte ein kranker Mensch seine Gesundheit durch eigene Aktivität wiedererlangen? Diese Ausgangsituationen bestimmen den Ablauf der Übung. Jeder der drei Menschen sollte die Übung auf eine andere Weise ausführen. Das Nervensystem reagiert individuell auf das Training. Die körperlichen Voraussetzungen spielen eine ebenso große Rolle bei der Ausübung des Qigong. Ein blinder Mensch wird das Training anders erfahren, als es ein Sehender tut. Jeder Mensch empfindet und bewertet die gleiche Übung anderes. Das macht Qigong zu einem Training der ganz besonderen Art. Mit Qigong lernen Sie sich neu kennen. Obwohl Qigong den meisten Menschen bei Ihrer individuellen Problematik Hilfestellung geben kann, gibt es auch Personen, die von Training nicht profitieren, sondern denen es schadet.

Akute Erkrankungen sollten nicht ausschließlich mit Qigong behandelt werden. Besonders bei fieberhaften Erkrankungen rate ich dazu, kein Qigong-Training zu machen. Reine Atem- und Entspannungsübungen helfen, aber auf Meditation in Bewegung sollten Sie verzichten. Bei chronischen Erkrankungen hingegen gilt

Qigong in vielen Fällen als das Hilfsmittel, das die festgefahrenen Gesundheitszustände wieder lockert und in Bewegung versetzt.

Qigong ist wie jede Therapie, auch die medikamentöse, darauf angewiesen, dass der Übende an die Wirkung glaubt und auf die Kraft der Heilung vertraut. Fehlt die innere Zuversicht, wie es bei sehr kritischen Menschen der Fall ist, macht Qigong wenig Sinn. Legen Sie sich selbst keine Steine in den Weg, und vertrauen Sie auf die positive Wirkung des Trainings. Viele Ärzte glauben, dass Qigong im Bereich der Entspannung als Ausgleich zur Überspannung dieser Menschen führen kann. Meine jahrelange Praxis als Trainer und Seminarleiter hat allerdings andere Ergebnisse gebracht. Viele Patienten sagten mir beispielweise: »Qigong ist ja schön und gut, aber je ruhiger es wird, desto mehr steigt mein Aggressionspotenzial, und bei reinen Entspannungsübungen ohne körperliche Aktivität könnte ich aus der Haut fahren. Mein Herz und meine Gedanken rasen, und die Kluft zwischen Entspannen und innerer Unruhe wird immer größer.« Burn-out-Patienten bedürfen also zuerst einer psychotherapeutischen Behandlung, bevor das Qigong-Training positive Effekte bringt.

Manche Menschen bewegen sich immer auf einem sehr hohen Spannungslevel. Wer nervös und überspannt ist, sollte sich einen Ausgleich suchen, der aber nicht ein Entspannungstraining sein muss. Die Energie sollte besser durch körperliche Aktivität abgebaut werden. Die Differenz zwischen dem immensen Stress des Menschen und der totalen Ruhe in der Entspannung und Meditation erweist sich in der Praxis einfach als zu groß. Am Yin- und Yang-Symbol erkennen Sie, dass sich der Übergang von Anspannung, dem Yang, zur Entspannung, dem Yin, fließend vollzieht.

Ein abrupter Wechsel von einem Energiestatus in den entgegengesetzten Status erfolgt nur dann, wenn Gefahr für Leib und Leben besteht oder extreme körperliche Veränderungen stattfinden. Das ist zum Beispiel der Fall, wenn Fieber, d. h. Hitze oder Yang, immer weiter ansteigt. Der lebensbedrohende Bereich liegt beim Menschen bei etwa 42°C. Gerät der Körper in diesen Krisenbereich, schaltet sich instinktiv der natürliche Yin- und Yang-Mechanismus ein und der Mensch verfällt in eine Ohmacht oder einen Schock. Die körperliche Unbeweglichkeit soll bewirken, dass durch Bewegung nicht noch mehr Hitze erzeugt wird. Der überhitzte Körper kühlt sich so ab.

Was ist das Besondere an Qigong?

Rein **körperlich** gesehen ist Qigong eine Gymnastikform, die sehr langsam, wie in Zeitlupe, ausgeführt wird. Auf den ersten Blick erscheint es als nichts Besonderes, aber ich habe Profisportler trainiert, die trotz ihrer besonderen Leistungsfähigkeiten beim Qigong an ihre körperlichen Grenzen stießen. Die Ursache dafür liegt in der Schnellkraft. Manche Muskeln und Bereiche der Sehnen verkümmern, weil sie durch schnelle Bewegung nicht beansprucht werden. Das Qigong und besonders ein spezielles System, das Fünf-Elemente-Wandlungsphasen-Qigong, lassen durch die Langsamkeit der Bewegungen diesen Effekt nicht zu. Der Übende lernt Bereiche des Körpers kennen, die ihm durch die Schnelligkeit der normalen Bewegungsabläufe bisher verborgen blieben. Qigong ist **Meditation** in Bewegung und Zeitlupenbewegungen sind dabei sehr wichtig. Das Nachspüren und das Erfahren des Körpers zählen zu den Erfolgsfaktoren des Qigong. Der Übende transportiert Energie, verfolgt die Bewegung der Energie und spürt den Atem als Energiequelle. Somit macht er sich den Atemvorgang bewusst. Qigong fördert die Körperbeherrschung. Die absolute Kontrolle des Innen- und des Außenlebens ist ein sehr hoher Anspruch, der an ein Training gestellt werden kann.

Prinzipien der Qigong-Praxis sind Grundsätze des Lebens

Neben der Entspannung, der Ruhe und der Natürlichkeit der Bewegung fordert die Qigong-Praxis, dass die Vorstellungskraft dem Qi folgt. Ausgehend vom Prinzip, dass Ruhe und Bewegung wie Yin und Yang untrennbare Gegenpole sind, zeigen »Oben Leer« und »Unten fest« den Weg zur richtigen Energie- und Kraftverteilung. Dieses Bild gleicht einem Baum, der fest verwurzelt auf der Erde steht und dessen weiche und flexible Äste auch im Sturm nicht brechen. Es beschreibt den Menschen, wie er im Allgemeinen bestehen sollte. Beim Qigong wird diese Energie- und Kraftverteilung besonders betont.

Zwei Charaktereigenschaften spielen beim Qigong-Training eine besonders große Rolle. Sie brauchen **Geduld**. Qigong ist keine Wundermethode, die plötzlich alle Probleme verschwinden lässt. Seitdem ich als Trainer und Lehrer arbeite, ist mir kein Fall bekannt geworden, in dem Qigong zur Spontanheilung geführt hat. »Gong« heißt Arbeit, und diese müssen Sie erst leisten, bevor der Erfolg eintritt.

Der Einfall ersetzt nicht die Arbeit.

Max Weber

Der Weg zu Ihrem Wunschziel besteht aus vielen kleinen Schritten. Sie werden nicht mit einem einzigen Sprung dorthin kommen. Also verschwenden Sie bitte keine unnötige Energie in dieses Wunschdenken.

Qigong ist der Weg der kleinen Schritte. Recht schnell werden Sie eine Verbesserung Ihres Gesundheitszustands erfahren. Aber bleiben Sie geduldig. Es kann sein, dass Sie die Signale überhört oder unterschätzt haben. Aber Ihr Körper hat Sie vorgewarnt. Doch das spielt an diesem Punkt erst einmal keine Rolle mehr. Für diese Arbeit an sich selbst brauchen Sie Geduld, Ausdauer und viel Zeit.

Der zweite, wichtige Charakterzug für das Qigong-Training ist die **Gelassenheit**. Dies ist eine Anforderung, mit der die meisten Menschen nur schwer zurechtkommen. Sie verlangt die Akzeptanz von Stillstand oder manchmal sogar Rückschritten. Auch auf dem weiteren Weg drohen Rückschläge, die Sie vielleicht auf eine harte Probe stellen. Arbeiten Sie beständig daran, Ihre Gelassenheit zu behalten oder sie wieder zurückzugewinnen. Sie werden feststellen, dass diese Investition in Ihre Person sich auf lange Sicht wirklich lohnt.

Wie funktioniert Qigong?

Damit man beim Qigong-Training ans Ziel gelangt, nutzt man drei Mittel und beschreitet zwei Wege. Bewegung, Konzentration und Atmung müssen kontrolliert und in einen harmonischen Ablauf gebracht werden, damit die Übungen ihre volle Wirkung entfalten können. Das Qigong wird deshalb auch als Meditation in Bewegung bezeichnet.

Die zwei Wege sind Übungen in Bewegung und Übungen in Ruhe. Beim bewegten Qigong werden äußerliche Bewegungen geübt. Der Leitsatz zu diesem Weg ist: »Über die (äußere) Bewegung zur (inneren) Ruhe gelangen«. Das bewegte Qigong trainiert die Muskeln, Sehnen, Bänder und die Motorik. Das Qigong ohne körperliche Bewegung steht unter dem Leitsatz: »Durch die (äußerliche) Ruhe (innere) Bewegung entstehen lassen«. Das innere Training fördert die Energiebewegungen, die für die Organfunktionen wichtig sind.

Qigong ist durch seine fließenden Bewegungen bekannt, die wie in Zeitlupe ausgeführt werden. Das Training verbindet und harmonisiert menschliche Grundbedürfnisse, z. B. die Bewegung, die Atmung und die Konzentration. Was geschieht aber im Inneren des Körpers?

Professor Jiao Guorui, eine großer Meister des Qigong, hat diese Vorgänge beschrieben. Alles beginnt im Gehirn, mit einem klaren Gedanken. Die geistige Kraft »Shen« ist der Auslöser der weiteren Entwicklung. Im Kopf befindet sich das obere Energiezentrum, in China nennt man den Geist auch den »Anführer des Körpers«. In der Meditation, mit der Kraft des klaren Gedankens, trainieren Sie das »erworbene Qi«. Diese nach der Geburt erworbene Energie ist die Quelle der »Essenz«. Der Begriff »Essenz«, auch als »Jing« bezeichnet, beschreibt den materiellen Anteil des Qi und bildet die Grundlage der Fortpflanzung. Der Sitz dieser Kraft ist der untere Dantien. Während des Qigong-Trainings verändert sich die Essenz und wird zum Qi, das unser Leben bewegt und sich im hinteren Dantien befindet. Durch das weitere Üben entsteht aus dem Qi wieder das »Shen«, das geistige Potenzial, und der Kreislauf der Energietransformation schließt sich. Das »Wahre Qi«, das »Zhenqi«, befindet sich im mittleren Energiezentrum. Diese Kraft ist für alle Körperfunktionen des Menschen verantwortlich. Es bestehen Verbindungen zum Qi, aber auch zum Geist und zur Essenz. Das vorgeburtliche Qi braucht die nährende Funktion der erworbenen Energie und stützt im Gegenzug das erworbene Qi. [20]

Meditation

Die »Kunst der Meditation« ist eigentlich keine Kunst. Jeder Mensch kann die Meditation erlernen, aus diesem Grund ist Meditation ein Training. Wer die Übung ernsthaft und regelmäßig über einen längeren Zeitraum hinweg durchführt, wird das Ziel erreichen. Für viele Menschen klingt der Begriff »Meditation« zu esoterisch und abgehoben. In meinen Kursen und Ausbildungen versuche ich immer wieder klar zu vermitteln, dass Meditation nichts anderes ist, als die tausend Gedanken des Alltags aus den Köpfen zu entlassen und nur noch einen Gedanken zuzulassen. Das ist die hohe Schule, die einen starken Willen und Ausdauer erfordert. Konzentration ist Meditation. Damit sie möglichst intensiv wirken kann, braucht es die ungeteilte Aufmerksamkeit des Meditierenden. Äußere Einflüsse,

20 Vgl. Guorui Jiao: Qigong-Yangsheng. Gesundheitsfördernde Übungen der traditionellen chinesischen Medizin. 2. Auflage. Uelzen 1988, S. 97.

wie Geräuschen, Gedanken oder andere Ablenkungen, müssen in der Meditation abgewendet werden. Es gibt viele Arten zu meditieren, z. B. in Bewegung, im Qigong oder im Tajiquan, dem Schattenboxen. Wenn Sie eine Übung versuchen, werden Ihre Gedanken Sie immer wieder einholen: »Ich habe ganz vergessen, dies oder jenes einzukaufen« oder »Der Kollege in der Firma hat mich heute ganz schön genervt«. Aber auch existentielle Dinge wie Hunger oder Durst können die Konzentration beeinträchtigen. Weisen Sie sie mit folgenden Worten einfach ab: »Jetzt nicht – später!« Konzentrieren Sie sich wieder auf Ihren Körper. Es wird Ihnen immer öfter und immer länger gelingen, sich zu konzentrieren, wenn Sie die Meditation üben. Überfordern Sie sich, gerade zu Beginn der Meditationspraxis, nicht mit zu hoch gesteckten Zielen.

Die Kraft der Gedanken

Das Universum ist ein Gedanke Gottes.

Friedrich von Schiller

Die Kraft der Gedanken besitzt eine große Macht, derer man sich meistens gar nicht bewusst ist. Sie ist eine Energiequelle, die man gern unterschätzt und häufig nicht nutzt. Merkwürdigerweise ist es oft so, dass man dieses Potenzial gegen sich selbst einsetzt und sich mit negativen Gedanken und Vorahnungen das Leben schwer macht. Gelingt es Ihnen, diese fast unerschöpfliche Quelle der Kraft zu erschließen, wird Ihr gesamtes Leben einen positiveren Verlauf nehmen.

Ein Gedanke ist ein eigenständiges Element. Er entsteht erst dann, wenn sich verschiedene Faktoren, wie Wille und Vorstellungskraft, zusammenfinden. Diese ideale Konstellation birgt Leistungspotenziale in sich, die außergewöhnliche Aktivitäten ermöglichen. Wenn die Überzeugung und das Selbstbewusstsein über die geistige Kraft ganz natürlich und ausreichend vorhanden sind, haben Zweifel,

Unsicherheit und Furcht keine Möglichkeit, die Energieentwicklung aufzuhalten. Eine starke Überzeugung anstelle von Selbstzweifeln ist die Grundlage für den persönlichen Erfolg. Eine Gedankenwelt, in der Wille und Vorstellungskraft übereinstimmen, lässt in allen Bereichen Entwicklungen mit ungeahnten Dimensionen zu. Besonders zur Aktivierung der menschlichen Selbstheilungspotenziale ist ein positives Denken unerlässlich.

Bedeutend öfter als auf diese günstige Konstellation treffen wir auf ein Missverhältnis zwischen Wille und Vorstellungskraft. Sie, ich und jeder andere Mensch auch haben manchmal Selbstzweifel. Doch was sich der Mensch in seinem Inneren nicht vorstellen kann, kann er auch trotz eines starken Willens nicht realisieren. Das Unterbewusste, in dem die Vorstellungsbilder entstehen, bestimmt nicht nur die Funktionen des Organismus, sondern auch alle anderen Vorgänge des Lebens. Das Unterbewusste wirkt auf die Ganzheit des Menschen und bestimmt so sein seelisches, geistiges und körperliches Wohlbefinden. Bei einem Menschen, der sich von Zweifeln leiten lässt, ist Erfolg ein reines Zufallsprodukt.

Das Beispiel mit dem Brett

Émile Coué, der französische Apotheker und Begründer der bewussten Autosuggestion, beschreibt in seinem Buch *Die Selbstbemeisterung durch bewusste Autosuggestion* mit einem sehr anschaulichen Beispiel, was Wille und Vorstellungskraft sind.[21] Dieses Beispiel möchte ich Ihnen nun beschreiben.

Beispiel 1

Vor Ihnen auf dem Boden liegt ein Brett, das zehn Zentimeter breit und fünf Meter lang ist. Wenn ich Sie dazu auffordern würde, über dieses Brett zu gehen, würden Sie meiner Aufforderung sicherlich nachkommen. Wieso auch nicht, es kann ja nichts passieren. Ihr Wille und Ihre Vorstellungskraft stimmen überein und lassen keinen Selbstzweifel zu.

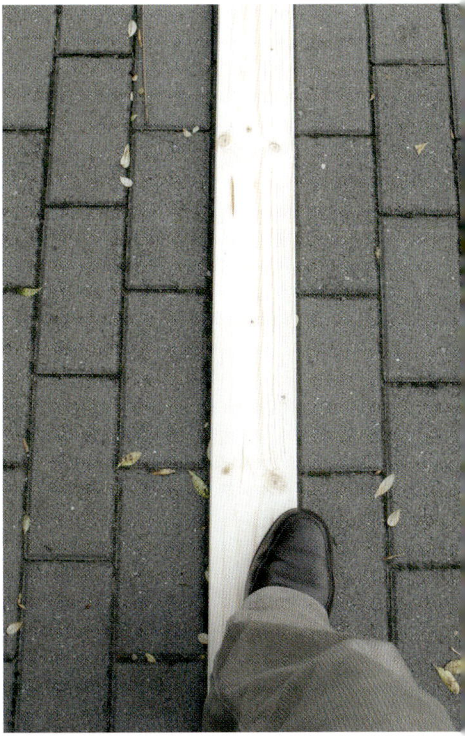

21 Vgl. Émile Coué: Die Selbstbemeisterung durch bewusste Autosuggestion. 278.–287. Tausend der deutschen Ausgabe. Basel 2005, Seite 7-8.

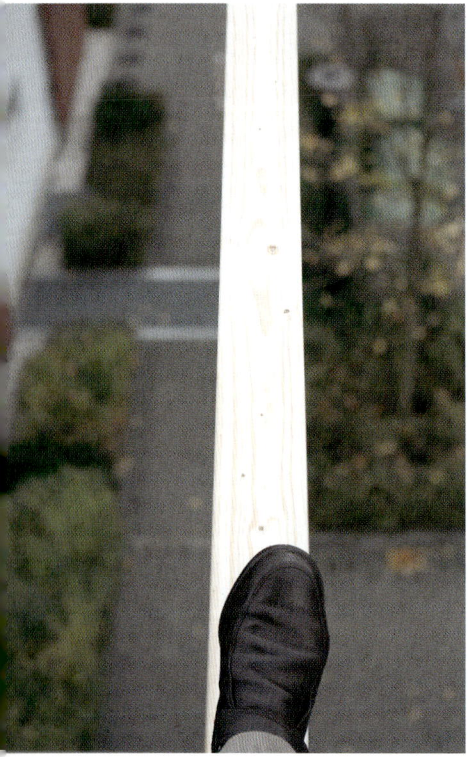

Beispiel 2

Das gleiche Brett liegt dieses Mal nicht auf dem Boden, sondern über einem Abgrund. Es verbindet zwei hohe Türme miteinander. Bis auf die Position des Brettes gelten dieselben Voraussetzungen. Würden Sie genauso über das Brett gehen wie beim ersten Mal? Höchstwahrscheinlich würden Sie meiner Aufforderung diesmal nicht nachkommen. Doch was ist passiert? Der Wille und die Vorstellungskraft weichen voneinander ab.

Der Wille möchte den Abgrund überqueren, doch in Ihrer Vorstellung entwickeln sich Zweifel, Ängste und Unsicherheit. Sie werden denken: »Ich könnte danebentreten und das Gleichgewicht verlieren«, oder: »Ich könnte mich beim Sturz verletzen oder sogar zu Tode kommen.« Bei denselben Voraussetzungen, gleiche Länge und Breite des Bretts, wird das Überqueren des Abgrunds scheitern. Fehlt es Ihnen an Vorstellungskraft in Ihrem tiefsten Inneren, gelingt die Umsetzung eines Vorhabens meistens nicht.

Akupressur und Selbstmassage

Die Behandlung von Beschwerden und Erkrankungen durch die Stimulation von Energiepunkten hat eine mehr als 2.000 Jahre alte Tradition. Es existieren Aufzeichnungen aus der Zeit um 600 v. Chr., die die Energiewege und die Lage der

Reizpunkte genau beschreiben. Diese Aufzeichnungen besitzen größtenteils bis heute Gültigkeit.

Die Chinesen nennen die Akupunkturpunkte »Tore der Energie«. Diese Bezeichnung beschreibt bildlich die Funktion der Akupunkturpunkte. Sie lassen einen Zugriff von der Körperoberfläche auf die inneren Funktionen und Abläufe im Körper zu. So können Blockaden gelöst werden und das Energiepotenzial des Menschen kann sich wieder gleichmäßig verteilen. Jedem Punkt werden besondere Wirkungen nachgesagt.

Die »Tore der Energie« lassen sich auf unterschiedlichste Arten stimulieren. Die traditionellen Methoden zur Manipulation sind die Akupressur (lat. »premere« bedeutet »drücken«), bei der durch Druck und Bewegung mit den Fingerspitzen ein Reiz gesetzt wird. Die Akupunktur (lat. »pungere« bedeutet »stechen«) verwendet Nadeln für die Aktivierung oder die Beruhigung. Das Abbrennen von Beifuß (Artemisia vulgaris) ist eine weitere Möglichkeit, auf das feinstoffliche System des Menschen einzuwirken. Die Erwärmung sorgt dabei für einen zusätzlichen Reiz auf die Akupunkturpunkte. Man nennt diese Methode Moxibustion. Moderne Behandlungsmöglichkeiten sind die Elektroakupunktur, die Laserakupunktur und die Akupunktur mit Farben oder mit ätherischen Ölen. Und selbstverständlich kann man auch über die Massage die Akupunkturpunkte stimulieren. Diese Technik wird besonders bei der Qigong-Massage angewandt, wo sie mit Atemtechniken und Konzentration die Grundlage der Behandlung bildet.

Trotz der sehr unterschiedlichen Möglichkeiten, wie man mit diesen Methoden den Energiefluss positiv beeinflussen kann, sind die Grundannahmen dieselben:

- Die Energie im Körper treibt die Lebensfunktionen an.
- Diese innere Kraft fließt auf festen Bahnen, die an bestimmten Stellen, den Akupunkturpunkten, ein Einwirken auf den Energiefluss zulassen.
- Diese Verbindung von außen nach innen hat nicht nur therapeutische Bedeutung. Sie ist auch bei der Suche nach Ursachen von Gesund-

heitsstörungen wichtig. So zeigen sich innere Prozesse an verschiedenen Körperstellen durch Auffälligkeiten.

- Dann liegt eine Blockade des Energieflusses vor oder das Verhältnis der Yin- und Yang-Energien ist nicht mehr harmonisch. Eine Unter- oder eine Überversorgung bestimmter Körperregionen kann entstehen, wodurch sich Krankheitssymptome zeigen.
- Die klassische Akupunktur ist allgemein bekannt. Sie bezieht sich überwiegend auf den Verlauf der zwölf Meridiane. Auf diesen Energiebahnen befinden sich die meisten Punkte, die während einer Behandlung stimuliert werden. Die klassische Akupunktur nutzt aber auch die sogenannten Extrapunkte, die nicht auf den Meridianen liegen und besondere Wirkungen bei bestimmten gesundheitlichen Problemen zeigen.

Ernährung

Eine regelmäßige und ausgewogene Ernährungsweise ist ein wesentlicher Bestandteil einer gesunden Lebensweise, sie kann auch Heilungsprozesse auslösen oder unterstützen. Die fernöstliche Kochkunst unterscheidet Nahrungsmittel nach unterschiedlichen Energiecharakteren, die als »innere Medizin« wirken können. Die Regeln, nach denen dieses Heilverfahren angewendet wird, stellen das Denkmodell Yin und Yang und die Fünf-Elemente-Wandlungsphasen auf. So nehmen Sie fördernd oder kontrollierend Einfluss auf die Funktionskreise.

Yin und Yang

Die Ernährungslehre nach dem Yin-Yang-Prinzip geht von drei Energieformen der Ernährung aus: Warm – Neutral – Kalt. Diese Einteilung klingt für westliche Ohren vielleicht fremd, aber die Ernährungsregeln lassen sich leicht und verständlich erklären. Bei Kältezuständen nimmt man »heiße« Nahrungsmittel zu sich, z. B. bei einer Erkältung. Der »unterkühlte« Körper erhält so die innere Hitze oder das innere Feuer, das er zum Ausgleich zwischen Kälte und Hitze braucht. Der Körper ist dann wieder ausgeglichen und die Krankheitssymptome verschwinden. Bei einer Erkältung beispielsweise wirkt die Wärmebehandlung nur zu Beginn der Krankheit, wenn die Erkältung sich noch nicht Körper festgesetzt hat. Wenn der Körper allerdings mit erhöhter Temperatur und Fieber reagiert, sollten Nahrungsmittel mit heißem Energiecharakter vermieden werden. Das wäre Öl ins Feuer gegossen und würde die Situation deutlich verschlimmern.

Warm – Neutral – Kalt

Zu den Lebensmitteln mit einem warmen Energiecharakter, die also in Richtung Yang tendieren, gehören beispielsweise:

Fleisch, Fisch	✓ Lammfleisch, Rindfleisch, Reh, Hummer, Krabbe
Gemüse	✓ Paprika, Knoblauch, Sauerkraut, Zwiebel, Ingwer
Obst	✓ Honigmelone, Mandarine, Aprikose, Pfirsich
Getränke	✓ Kaffee, Alkohol, schwarzer Tee

Als neutral gelten:

Fleisch, Fisch	✓ Schweine-, Puten-, Hühnerfleisch, Ente, Karpfen, Aal
Gemüse	✓ Reis, Brokkoli, Rosenkohl, Kartoffel, Kopfsalat, Erbse
Obst	✓ Erdbeere, Apfelsine, Apfel, Kiwi
Getränke	✓ Honigwasser, Sojamilch

Die »kalten« Nahrungsmittel sind:

Fleisch, Fisch	Hasenfleisch, Krebs, Muschel
Gemüse	Spinat, Aubergine, Rettich, Sellerie
Obst	Grapefruit, Birne, Banane, Wassermelone
Getränke	grüner Tee, Pfefferminztee, Hagebuttentee

Fünf-Elemente-Wandlungsphasen

Die Ernährungsregeln nach den Fünf-Elemente-Wandlungsphasen basieren auf verschiedenen Zuordnungen der Lebensmittel nach den Fünf Elementen. Ich möchte Ihnen die Einteilung nach Geschmacksrichtungen, die in einer besonderen Verbindung zu den Funktionskreisen und den Meridianen stehen, näher erläutern.

Die **Schärfe** wird dem Element Metall und dem Funktionskreis »Lunge« zugeordnet. Sie sorgt für Bewegung im Organismus, wirkt verteilend und fördert die Zirkulation der Energie und des Bluts. Die Geschmacksrichtung **Salzig** gehört zum Element Wasser und dem Funktionskreis »Niere«. Sie wirkt sich schließend, weichmachend und besänftigend auf die Funktionen des Körpers aus. **Sauer** wird dem Element Holz und damit den Energiebahnen von Leber und Gallenblase zugeordnet. Diese Geschmacksrichtung wirkt sich schließend auf die Körperfunktionen aus, sie begünstigt das innerliche Verfestigen. Der **bittere** Geschmack steht in Verbindung zum Element Feuer und dem Herz- sowie dem Dünndarm-Meridian. Er wirkt trocknend auf den Körper, und er reinigt innerlich. Die **Süße** hat einen besonderen Bezug zum Element Erde und dem Funktionskreis »Milz«. Sie verlangsamt alle Prozesse im Körper.

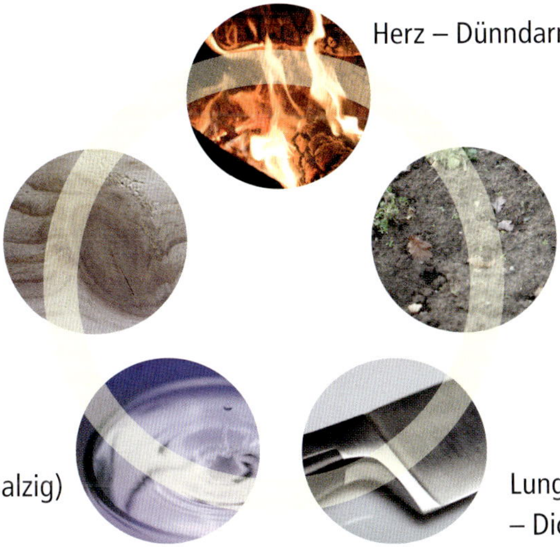
Herz – Dünndarm (bitter)
Leber (sauer)
– Gallenblase
Milz (süß)
– Magen
Niere – Blase (salzig)
Lunge (scharf)
– Dickdarm

Das Prinzip der Ernährungsumstellung ist einfach. Es geht in erster Linie um die Dosierung. Bei einem gesunden Menschen bedeutet es, dass die jeweiligen Geschmacksrichtungen eine positive Wirkung auf die Funktionskreise ausüben. Zu wenig oder im Übermaß genossen schädigen die Lebensmittel, die den Geschmacksrichtungen zugeordnet werden, die entsprechenden Meridiane und können zum Verstärker gesundheitlicher Probleme werden. Bei erkrankten Menschen muss aus diesem Grund sehr genau diagnostiziert werden, welcher Funktionskreis eingeschränkt ist. Nach der Diagnose sollte die empfohlene Geschmacksrichtung nicht mehr oder nur in geringen Mengen verzehrt werden. Ich möchte Ihnen dies an einem Beispiel erläutern. Wenn Sie Nierenprobleme haben, vermeiden Sie es, zu oft und zu viel Salz in Ihren Speisen zu verwenden. Sie würden eine Erkrankung dadurch noch verschlimmern. Viele Nahrungsmittel, ob Fisch, Fleisch, Gemüse, Gewürzen oder Kräutern, haben spezielle Wirkungen auf bestimmte Organe, Meridiane oder auch Erkrankungen. Eine ausführliche Beschreibung dieser Wirkungen finden sie im entsprechenden Eigentherapieteil.

Eigentherapie bei Regelbeschwerden oder PMS

Es gibt Tage, da wünschen sich Frauen, als Mann geboren zu sein. Diesen Wunsch höre ich häufig in meinen Kursen und Seminaren. Er zeigt, wie stark Regelbeschwerden oder PMS das Leben der betroffenen Frauen an diesen Tagen prägen.

Der Funktionskreis »Leber« setzt sich aus dem Leber- und dem Gallenblasen-Meridian zusammen. Beide Organe habe eine Vielzahl von Aufgaben. Zusammenfassend kennzeichnet die TCM diese als die Verbreitung und das Fließen der Körperflüssigkeiten, die harmonische Bewegung der Energie und des »Blutes« sowie die Speicherung des »Blutes«. Der Begriff »Blut« beschreibt in der TCM nicht ausschließlich die Körperflüssigkeit Blut. Das »Blut« (chinesisch »Xue«) ist eine materielle Form des Qi mit Yin-Charakter. Ist die Lebensenergie meist nicht substanziell, manifestiert sich das Qi also als ein Teil der Körperflüssigkeit Blut. Aus diesem Grund hat der Funktionskreis »Leber« eine zentrale Bedeutung bei der Behandlung von Regelbeschwerden oder PMS. Die einsetzende Monatsblutung schwächt die »Leber« durch den Blutverlust. Das Verhältnis von Yin und Yang wird gestört und das Yang steigt nach oben. Dieses Übermaß kann Kopfschmerzen auslösen, die häufig die Regelblutung begleiten. Auch negative Emotionen, wie Zorn oder Wut, können auf diesen Funktionskreis einwirken. Sie führen z. B. zu einem Blutstau führen und verstärken so die Begleitsymptome der Menstruation. Das Ziel der Selbstbehandlung ist daher, diese energetische Blockade zu beseitigen. Auch hier gilt: Vorbeugen ist besser als heilen. Ich möchte Ihnen auf den nächsten Seiten unterschiedliche Ansätze bieten, selbst etwas gegen die Menstruationsbeschwerden zu tun. Sie können die Übungen und Ernährungstipps auch zur Prophylaxe nutzen. Lassen Sie sich Zeit, wählen Sie die Übungen aus, die Ihnen am meisten zusagen, und experimentieren sie mit den Anwendungen.

Qigong

Qigong, die traditionelle chinesischen Atem- und Heilgymnastik, ist ein wichtiger Bestandteil des Selbsthilfeprogramms. Der eigentlich Sinn und Zweck dieser Trainingsform liegt darin, die Selbstheilungspotenziale zu aktivieren.

Übung im Stehen

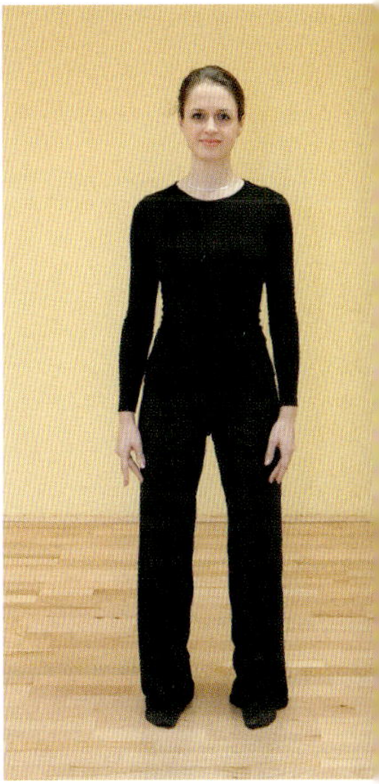

Weil die Grundposition für alle Übungen gleich ist, möchte ich sie an dieser Stelle etwas ausführlicher erklären. Die Chinesen nennen die Position »Auf Wolken sitzen«, und ich lade Sie ein, richtig Platz zu nehmen. Ihre Füße sind parallel zueinander und sie befinden sich etwa auf Schulterbreite. Beugen Sie die Knie, und werfen Sie zur Kontrolle einen Blick auf Ihre Füße. Die richtige »Sitztiefe« erreichen Sie dann, wenn Sie nur noch die Zehenspitzen sehen können oder diese gerade verschwunden sind. Zur Kontrolle Ihrer Position können Sie sich auch vor einen Spiegel stellen. Wenn sich die Knie senkrecht über den Zehenspitzen befinden, dann »sitzen« Sie richtig. Dabei ist es egal, ob Sie X- oder O-Beine haben. Beim Beugen der Knie achten Sie besonders darauf, dass sich die Knie in Richtung der Fußspitzen bewegen und nicht nach innen oder außen drehen.

Begradigen Sie Ihre Haltung. Das ist besonders wichtig, weil Sie so dem Blasen-Meridian, dem Yang-Partner im Nierenfunktionskreis, eine durchgängige Position verleihen. Dies wirkt sich sehr günstig auf den Energiefluss aus. Sie können sich auch versuchsweise an eine Wand stellen und den unteren Bereich der Wirbelsäule gegen die Wand drücken, sodass keine Hand zwischen die Wand und den unteren Teil Ihres Rückens passt. Der Bereich Ihrer Lendenwirbelsäule ist nun so gerade wie die Wand. Stellen Sie sich einen Faden vor, der, am Steißbein beginnend, die Wirbelsäule mit der Erde verbindet und Sie zur Erde hinzieht.

Ihre Schultern hängen locker und tief. Damit Sie diese Position erreichen, ziehen Sie am besten die Schultern einige Male hoch, halten die Spannung und lassen sie dann »fallen«. Atmen Sie dabei kräftig aus, und »kultivieren« Sie diesen Vorgang, indem Sie einen der heilenden Laute aussprechen. Beobachten Sie, wie sich die Schultern mit jedem »Fallenlassen« tiefer senken, und spüren Sie dieser Lockerung nach.

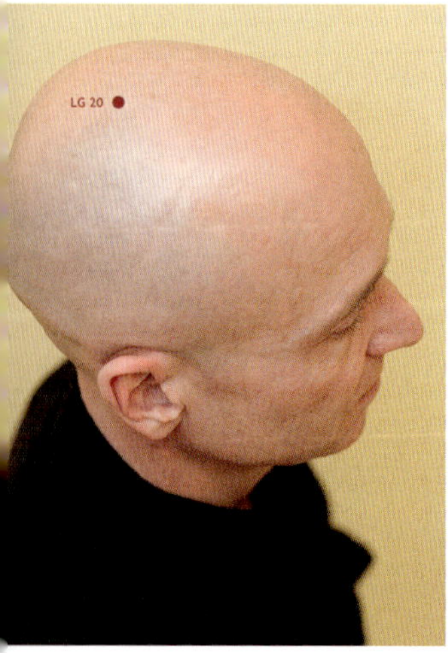

Ihren Kopf halten Sie folgendermaßen: Stellen Sie sich vor, am höchsten Punkt des Kopfes, dem »Baihui«, werden Sie an einem Faden sanft nach oben gezogen. So dehnen Sie Ihre Halswirbelsäule und senken Ihr Kinn leicht.

Heben Sie nun Ihre Unterarme in einen Winkel von 90° an. Die Handflächen zeigen in Richtung Erde, die Hände sind locker. Bewegen Sie die Ellbogen leicht nach außen, bis etwas Platz unter Ihren Achseln ist.

Ein kleiner Alltagstipp an dieser Stelle. Wenn Sie einmal länger stehen müssen, beispielsweise beim Wochenendeinkauf an der Kasse, kippen Sie Ihr Becken nach vorn, und begradigen Sie Ihre Haltung. Das hilft Ihnen, Blockaden und das Spannungsgefühl im Lendenwirbelbereich zu verhindern und zu lösen. So werden Sie länger entspannt stehen können.

Bleiben Sie vor dem Beginn der Bewegungsübungen jeweils eine Zeit lang in dieser Position. Korrigieren Sie sich so lange, bis Sie die Position als angenehm und entspannend empfinden. Beobachten Sie Ihre Atmung, wenn Sie die Meditation in Bewegung beginnen. Die folgenden Übungen eignen sich besonders gut für Frauen, die unter Regelbeschwerden leiden. Die Übungen stärken den gesamten Organismus, weil sie einen günstigen Einfluss auf den Nieren-Meridian ausüben.

Den Körper drehen und den Mond anschauen

Nehmen Sie die Ausgangsposition im Stehen ein, wie oben beschrieben. Bevor Sie die Bewegung beginnen, stellen Sie sich vor, dass Sie an einem Strand bis zu den Hüften eingegraben sind. Sie können also nur den Oberkörper bewegen. Für den Erfolg dieser Übung ist es wichtig, dass Sie das Becken nicht bewegen.

Heben Sie nun Ihre locker gestreckten Arme nach links oben, und drehen Sie dabei den Oberkörper. Die linke Hand heben Sie, bis sie sich etwas über dem Kopf befindet. Vom rechten Ellbogen aus bis zur Hand, ergibt sich eine gerade Linie. Heben Sie das Kinn leicht an, und betrachten Sie den Mond. Während dieser Bewegung atmen Sie ein.

Lassen Sie nun die Arme in Zeitlupe fallen, und atmen Sie aus. Achten Sie auf Ihr fixiertes Becken, und drehen Sie sich nun nach rechts, während Sie die Arme wieder auf die gleiche Weise anheben und dabei einatmen.

Grundsätzlich sollten Sie sich nur so weit nach hinten drehen, wie es Ihre persönliche Flexibilität zulässt. Spüren Sie in Ihrem Rücken, ob eine Anspannung entsteht. Diese ist ausdrücklich gewollt. Falls Sie keine Spannung spüren, haben Sie sich zu wenig gedreht. Korrigieren Sie Ihre Haltung. Während der gesamten Übung bleiben die Fußsohlen fest am Boden. Schauen Sie den »Mond« ein bis zwei Minuten lang an. Verlassen Sie sich auf Ihren Körper, er sagt Ihnen, wenn es auch etwas länger sein darf.

Diese Übung bietet einige Vorteile. Durch das fixierte Becken pressen Sie besonders die Muskulatur neben der Wirbelsäule an den dortigen Dornfortsätzen. So fördern Sie die Durchblutung wie bei einer Massage. Das beweist, dass auch die alten Chinesen Rückenschmerzen und Muskelverhärtungen hatten. Auf energetischer Seite werden durch den Druck gegen die Dornfortsätze Akupunkturpunkte angesprochen und gereizt. Diese Übung kann daher auch als eine Massagebehandlung von unspezifischen und übergreifenden Akupressurpunkten angesehen werden. Sie stärkt die Funktion der »Nieren« und der »Milz«, hilft bei Rückenschmerzen und -verspannungen sowie bei Hexenschuss.

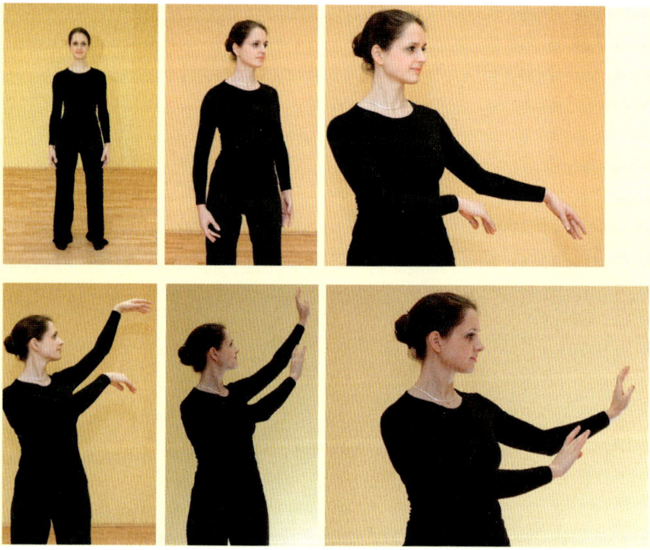

Jede Qigong-Bewegungsübung beenden Sie auf die gleiche Weise. Sie führen das Qi zu seinem Ursprung zurück. Dieser Ursprung trägt die folgenden Bezeichnungen: das untere Dantien, das untere Zinnoberfeld oder auch das untere Energiezentrum – der Bauchraum. Es ist das Hauptenergiezentrum des Menschen. Von diesem Mittelpunkt des Körpers aus hat die Energie gleiche Wege in alle äußeren Körperregionen.

Die Meditation, die Ihre Energie zentriert, erfordert nur zwei Voraussetzungen:

1. eine ausgeprägte Vorstellungskraft
2. die Bereitschaft zur Beobachtung der Natur, damit Sie diese Bilder in Ihr Gedächtnis zurückrufen können

Zum Abschluss jeder Übung legen Sie Ihre Hände übereinander auf den Bauchnabel und konzentrieren die Energie an dieser Stelle. Die Ellbogen werden dabei ohne Druck an den Körper angelegt. Die Schultern hängen tief nach unten, und Ihren Kopf halten Sie aufrecht, ohne dabei eine unnötige Anspannung aufzubauen.

Stellen Sie sich nun einen strahlend blauen Himmel vor, der Ihren gesamten Bauchraum erfüllt. Wenn dieses Bild entstanden ist, lassen Sie durch Ihr inneres Auge eine kleine Wolke über diesen Himmel ziehen. Sie können sich auch anstelle des Himmels einen See vorstellen. Es ist Nacht und in den Wellen spiegelt sich das Mondlicht. Nehmen Sie die sanften Bewegungen der Wellen und das Licht bewusst wahr.

Wirbelsäule und Nieren stärken

Sie beginnen die Übung im Stand. Dabei stehen Ihre Füße parallel zueinander und auf Schulterbreite. Legen Sie eine Hand auf den Rücken der anderen Hand, und strecken Sie die Arme nach oben. Versuchen Sie, die ganze Wirbelsäule und besonders die Taille gerade nach oben zu ziehen. Drehen Sie nun die Fingerspitzen nach hinten. Lenken Sie Ihre Gedanken nun in die Füße, jeweils auf den Mittelpunkt des vorderen Fußdrittels. Dort befindet sich der »Yonquan«, der erste Punkt des Nieren-Meridians.

Während der gesamten Übung ruht Ihre Konzentration auf diesem Bereich. Beugen Sie sich langsam mit geradem Rücken nach vorn, und atmen Sie dabei aus. Versuchen Sie, mit Ihren Fingern die Fußspitzen zu berühren, sie kurz festzuhalten und leicht nach oben zu ziehen. Beim Einatmen heben Sie die Arme wieder nach oben und beginnen, die Wirbelsäule aus dem Kreuzbein heraus aufzurichten. Sie können auch eine andere Variante ausprobieren. Breiten Sie dazu die Arme seitlich aus, und heben sie Sie zur Seite hoch. Wiederholen Sie diese Übung sechs- bis achtmal. Die Übung stärkt den Funktionskreis »Niere«und kräftigt das Qi. Sie festigt die Knochen und hält die Sehnen elastisch. Bei akuten Beschwerden im Lenden- oder Kreuzbeinbereich sollten Sie die Übungen nicht im Stehen machen und auch im Sitzen nur bis an Ihre Schmerzgrenze gehen.

Kombinieren Sie die Übungen auch mit der Nierenmassage. Dehnen Sie Ihren Körper, z. B. zweimal, und massieren Sie anschließend einmal die Nieren. Durch regelmäßiges Üben erhalten Sie Routine, und Sie können sich verstärkt auf den

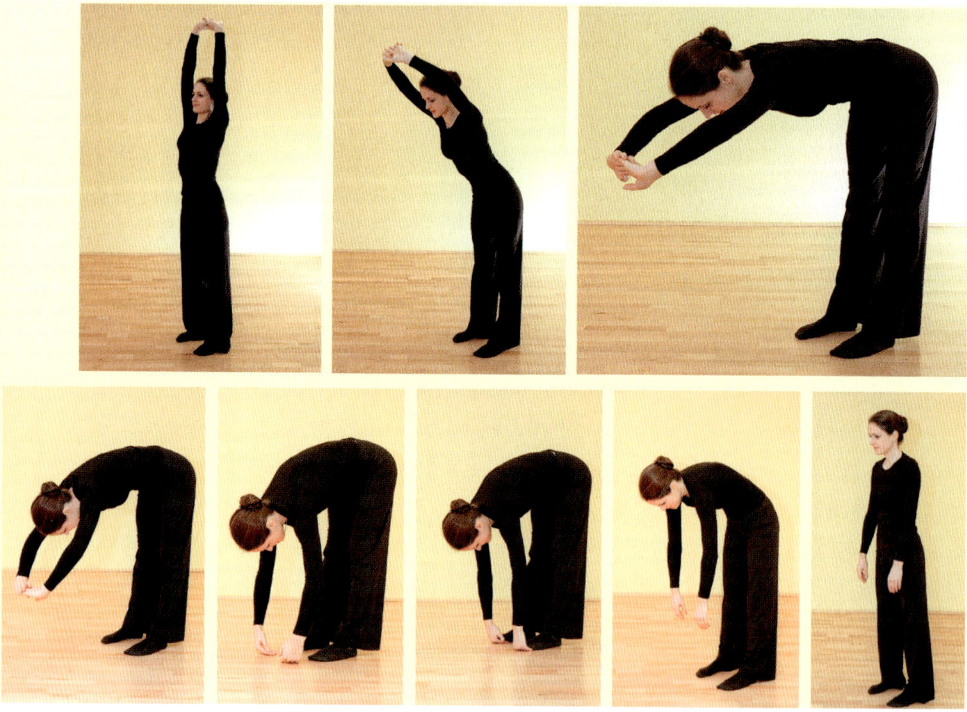

meditativen Aspekt der Übung konzentrieren. Beim Dehnen denken Sie an den Punkt in der Mitte Ihres Fußballens. Beim Massieren spüren Sie die Hände und die Nierenzustimmungspunkte »Shenshu« (Bl 23), die als »Einflusspunkte des Rückens für den Nierenfunktionskreis« gelten. Sie liegen etwa zwei Fingerbreit seitlich der Wirbelsäule, etwa auf der Höhe des Bauchnabels. Die Lage dieser Punkte finden Sie auf S. 120.

Den Atem fließen lassen

Diese Übung aktiviert Ihr unteres Energiezentrum im Bauchraum. Sie können die Übung im Sitzen oder im Stehen machen. Ihre Füße sind parallel zueinander und sie befinden sich etwa auf Schulterbreite. Halten sie den Körper locker, der Oberkörper ist aufgerichtet. Auch die Hände sind entspannt und locker. Nun beginnen Sie mit der Bewegung. Die Chinesen sagen, dass zuerst das Haus gebaut und danach mit Meditation und Atmung eingezogen wird.

Heben Sie die leicht gebeugten Arme vor dem Körper hoch, bis die Hände sich auf Höhe der Schultern befinden. Führen Sie sie nun wieder langsam in die Ausgangsposition zurück. In Ihrer Vorstellung sind Ihre Hände leichter als Luft. In der Aufwärtsbewegung zeigen die Handflächen zur Erde, in der Abwärtsbewegung steigen sie leicht in Richtung Himmel. Die Auf- und Abwärtsbewegungen werden im Stehen von einer Auf- und Abwärtsbewegung des Körpers begleitet. Bewegen Sie die Arme dazu in Richtung Oberschenkel, ohne diese zu berühren.

Beim Heben der Arme atmen Sie sanft ein, beim Senken der Arme atmen Sie aus. Stellen Sie sich während der Übung vor, dass Sie sich im Wasser bewegen. Spüren Sie den sanften Gegendruck, den das Wasser auf Ihre Bewegung ausübt. Dies ist der meditative Aspekt der Übung. Sie unterstützen mit der Übung die Verbesserung Ihrer Gesundheit bei Leberentzündungen, Herzerkrankungen und Bluthochdruck. Außerdem wirkt sie harmonisierend und beruhigend auf den ganzen Körper.

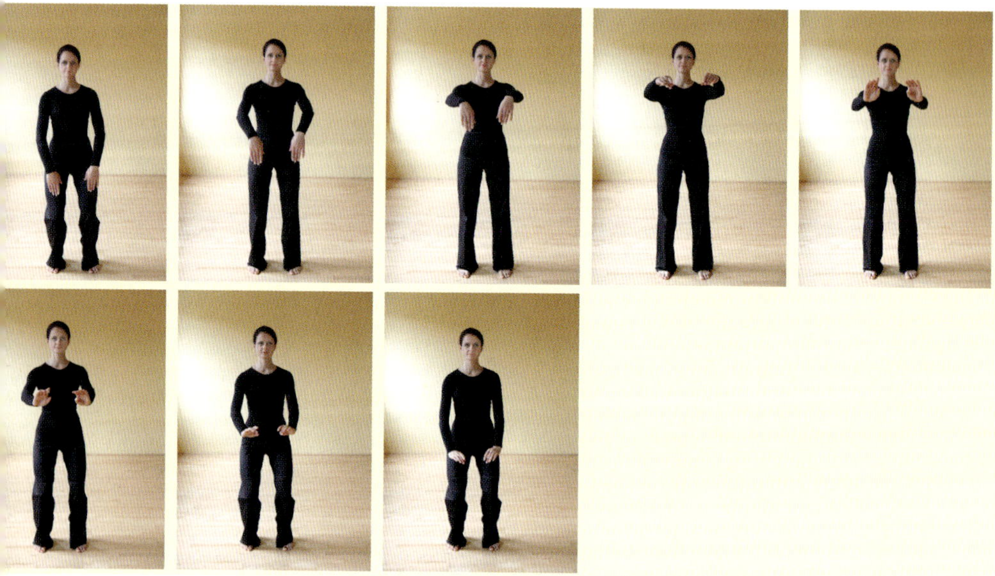

Ihr Ziel bei dieser Übung ist die Koordination der Auf- und Abwärtsbewegungen der Arme, d. h., Sie beginnen und beenden die Bewegung gleichzeitig. Das versteht man beim Qigong unter der Kontrolle über den Körper.

Die Brust weiten

Wie in der Vorübung heben Sie die Arme bis zur Schulterhöhe an. Drehen Sie die Handflächen zueinander, und breiten Sie danach die Arme zu den Seiten aus. Öffnen Sie mit einer kleinen Bewegung aktiv den Brustkorb. Anschließend bewegen Sie die Arme wieder zum Ausgangspunkt zurück. Verlängern Sie nun die Atemphasen, sie sollten doppelt so lang sein wie beim ersten Teil der Übung. Für Ihr Wohlbefinden ist es wichtig, dass Sie das Tempo der Bewegung Ihrem Atemrhythmus anpassen. Beim Heben der Arme und Öffnen des Brustkorbs atmen Sie ein, beim Senken der Arme und Schließen des Brustkorbs wieder aus. Richten Sie

Ihre Konzentration ganz auf die Bewegung des Brustkorbs. Stellen Sie sich vor, wie sich eine zweiflügelige Tür öffnet und schließt.

Diese Übung aktiviert Ihr mittleres Energiezentrum. Sie wirkt sich positiv auf Herzerkrankungen, Atemnot, Beklemmungsgefühlen in der Brust, Nervenschwäche oder Lungenemphysemen aus. Eine Variante dieser Übung im Sitzen finden Sie auf S. 158.

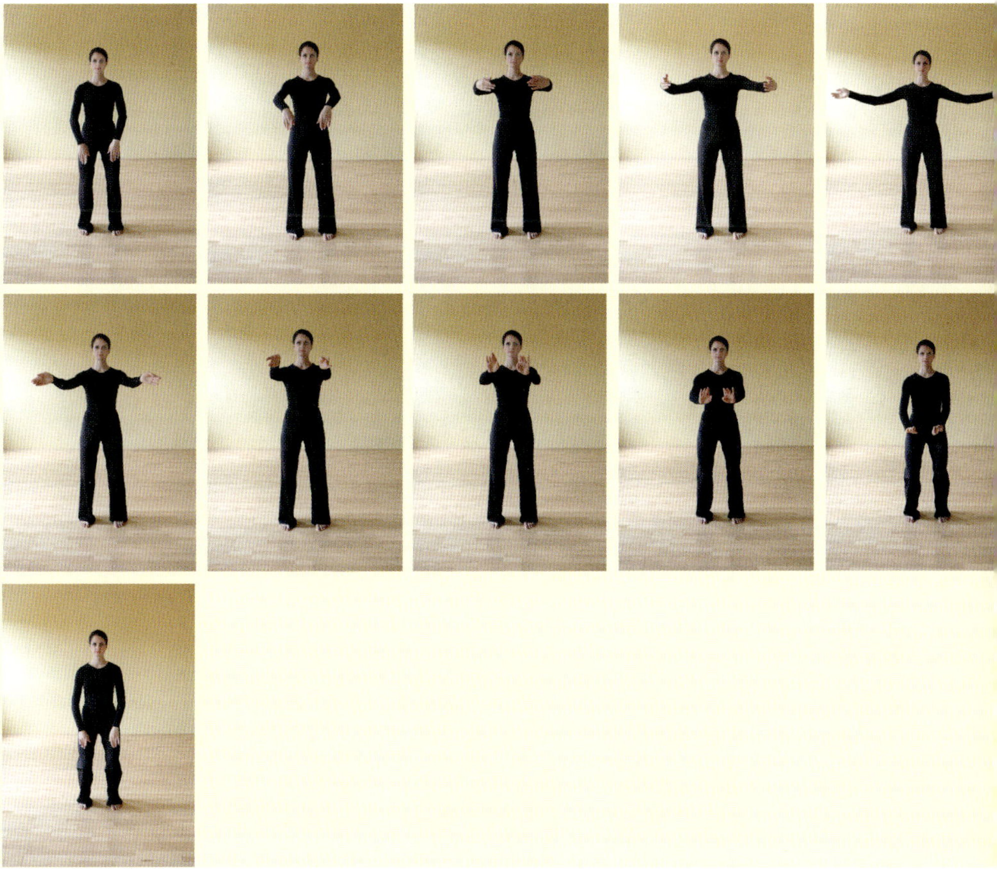

Die Arme schwenken

Heben Sie die leicht gebeugten Arme ganz nach oben zum Himmel. Im Stehen verlagern Sie Ihr Gewicht vollständig auf das rechte Bein, das Sie dabei beugen. Das linke Bein bleibt weiterhin durchgestreckt. Neigen Sie dabei den Oberkörper nach links, bis eine deutliche Biegung und sanfte Dehnung der Seitenpartie erfolgt. Führen Sie den linken Arm locker gestreckt zur linken Seite, der rechte Arm verharrt mit der Handfläche in Richtung Erde über dem Kopf. Schwingen Sie nun

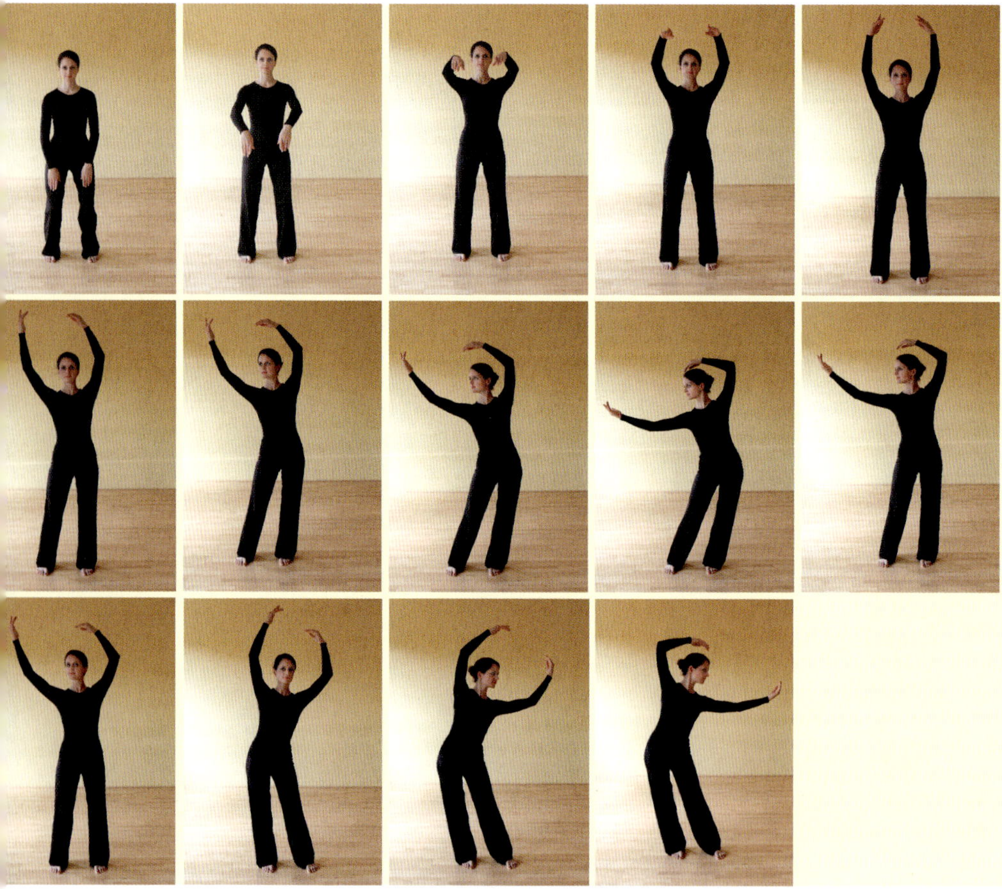

zur anderen Seite und danach wieder zurück. Während der Bewegung zur linken Seite atmen Sie ein, beim Schwingen nach rechts atmen Sie aus.

Ich möchte Ihnen zwei wichtige Akupunkturpunkte vorstellen. Am Mittelpunkt der Handfläche befindet sich der »Laogong«, oder Herzbeutel 8 genannt. Der höchste Punkt des Kopfes und das oberste Yang im Körper ist der »Baihui«, auch Lenkergefäß 20 genannt. Er befindet sich auf der Mitte des Kopfes, etwa dort, wo eine gedachte Linie zwischen den Spitzen der Ohren verläuft. Wenn sich zwei Akupunkturpunkte nah gegenüberstehen, lässt sich das energetische Spannungsfeld zwischen ihnen mit etwas Übung spüren. Versuchen Sie also, mit Ihrer Hand über dem Kopf »Baihui« zu spüren, ohne aber den Kopf zu berühren. Dies ist keine leichte Übung, aber mit etwas Geduld werden Sie dieses Ziel bald erreichen.

Die Übung spricht das obere Energiezentrum, den »Yingtang«, an. An dieser Stelle befindet sich auch der Zugang zum Bewusstsein.

Diese drei Übungen können Sie in direkter Abfolge machen. Jede Übung wird dabei sechs- bis zehnmal wiederholt. Beenden Sie das Training mit der Massage »Reibe die Shenshu« (siehe S. 120f.) und anschließend mit der Bauchmassage (siehe S. 121).

Das innere Qi beruhigen

Diese Übung sollten Sie mit den anderen Übungen als Schlussübung trainieren. Sie kann aber auch für sich allein stehen. Mit der Übung stärken Sie Ihren Körper und zentrieren das Qi im Körper.

Dies ist eine Übung, die leicht erlernbar ist und die für Ruhe, Entspannung und eine gleichmäßige Energieverteilung im Körper sorgt. Sie dient auch zur Beruhigung, besonders nach einem hektischen Arbeitstag.

Stehen Sie aufrecht, die Füße sind parallel zueinander und befinden sich etwa auf Schulterbreite. Die Arme hängen locker nach unten, Ihre Hände sind ganz entspannt und die Knie sind gebeugt.

Drehen Sie nun langsam die Handflächen nach vorn, und heben Sie die Arme seitlich nach oben. Diese Aufwärtsbewegung wird vom Körper begleitet. Auf der Höhe der Ohren sollten die Knie durchgestreckt sein. Wenden Sie nun in einem fließenden Bewegungsablauf die Handflächen in Richtung Erde, sodass die Fingerspitzen zueinander zeigen. Führen Sie sie langsam etwa auf der Höhe Ihrer Stirn zusammen, sie sollten sich aber nicht berühren.

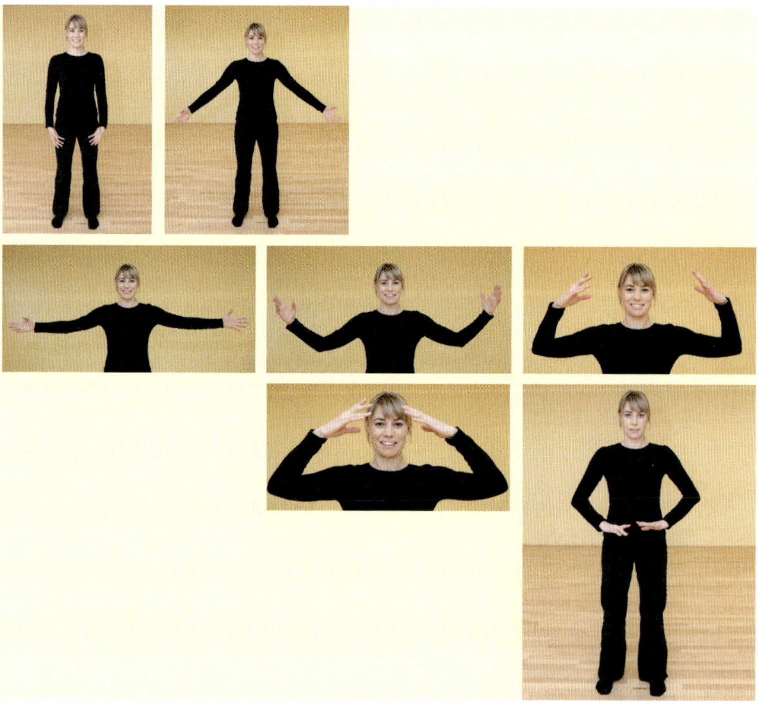

Nun geht es weiter in Richtung Erde, die Handflächen zeigen dabei zum Boden. Beugen Sie wieder Ihre Knie. Ihr Ziel bei dieser Übung ist die Koordination der Auf- und Abwärtsbewegungen der Arme, d. h., Sie beginnen und beenden die Bewegung gleichzeitig. Das versteht man beim Qigong unter der Kontrolle über den Körper.

Während der Aufwärtsbewegung atmen Sie langsam, sanft und lautlos ein, bei der Abwärtsbewegung atmen Sie in der gleichen Weise aus. Das lautlose Atmen ist besonders wichtig, weil Sie die Energie im Körper aufbauen und sie nicht abatmen wollen.

Der erste Teil Ihrer Konzentration besteht in der Koordination von Auf- und Abwärtsbewegung. Lernen Sie die Faszination der Körperbeherrschung kennen. Der zweite Teil der Konzentration arbeitet mit einem Vorstellungsbild, das gespeicherte Informationen in Ihrem Körper abruft, damit der erwünschte Energiefluss entsteht. Informationen werden nur dann gespeichert, wenn Sie eine Situation erlebt haben. Stellen Sie sich vor, dass Sie in einem See stehen und die Hände aufs Wasser legen. Während den Körperbewegungen führen Sie sie dann im Wasser hin und her. Sie spüren dabei die sanfte Kraft des Wassers, das gegen Ihre Hände drückt.

Weil Sie diese Bewegung in Ihrem Leben schon häufig durchgeführt haben, hat Ihr Organismus die Information gespeichert, dass Sie für diese Bewegung Energie in den Händen brauchen. Wenn Ihre Meditation intensiv genug ist und Sie sich nicht ablenken lassen, wird Energie in die Hände fließen. Sie werden das Gefühl haben, Ihre Hände tatsächlich im Wasser zu bewegen oder eine angenehme Wärme und innere Bewegung in den Händen spüren.

Am Ende dieser Übung erfolgt das Zentrieren, indem Sie sich auf den unteren Bereich des Bauches konzentrieren.

Entspannung

Entspannungsphasen ermöglichen es dem Organismus, sich zu erholen und das innere Gleichgewicht, das durch erhöhte Aktivität durcheinandergebracht wurde, wiederherzustellen. Die »Ruhe nach dem Sturm« nutzt der Körper für Reparaturen, denn Stresshormone blockieren die Abwehrkräfte und machen den Menschen anfällig für verschiedene Erkrankungen. Diese Blockaden können auch die Möglichkeit einer Empfängnis verringern. Studien haben bestätigt, dass Entspannungsverfahren positive Wirkungen bei unterschiedlichen Krankheiten oder gesundheitlichen Problemen haben.[22] Besonders günstig ist der Einfluss bei Angsterkrankungen und Schlafstörungen, aber auch bei Bluthochdruck ist die regelmäßige, innere Lockerung ein gutes Mittel, das andere Therapieformen begleiten und unterstützen kann.

Üben Sie in regelmäßigen Abständen, sich zu entspannen. Nehmen Sie sich täglich ein paar Minuten Zeit, und entlassen Sie die Gedanken des Alltags aus Ihrem Kopf. Auf den Jahresurlaub zu warten und dann die erhoffte und benötigte Entspannung zu finden ist einfach zu wenig. Wenn Sie zu den Menschen gehören, die von sich behaupten, am Tage keine zwei Minuten Zeit übrig zu haben, möchte ich Ihnen Folgendes mit auf den Weg geben: Denken Sie an Ihre Gesundheit und ändern Sie Ihr Zeitmanagement. Jeder Körper und jeder Geist brauchen Ruhe. In Ihrem Innersten sind Sie sicherlich davon überzeugt, dass sie keine Zeit haben, aber überdenken Sie einmal meinen Einwand. Bereits durch kleine Umstrukturierungen Ihres Alltags werden Sie die Zeit übrig haben, die Sie zur Entspannung nutzen können. Tun Sie etwas für sich und räumen Sie sich diese Zeit ein.

---

22 Vgl. Torben Müller: Therapiekompass Alternativmedizin. In: Stern Gesund leben. Nr. 6/2007, S. 34.

Das innere Lächeln

Vielleicht vergeht Ihnen auch täglich immer wieder das Lachen. Holen Sie es sich mit dieser Übung zurück. Lachen sorgt im Körper für eine positive Grundstimmung und eine gewisse Entspanntheit. Es löst schlagartig Verkrampfungen, die sich in Ihren Gesichtszügen widerspiegeln und die den Energiefluss in Ihrem Körper blockieren. Diese Lockerheit wirkt auch gegen Menstruationskrämpfe. Eine positive Grundhaltung zum eigenen Körper ist eine gute Voraussetzung für den reibungslosen Verlauf einer Schwangerschaft. Für alle Entspannungsübungen gilt: Wenn ich mir keiner Anspannung bewusst bin, kann ich sie auch nicht loslassen.

Mit dem inneren Lächeln sorgen Sie nicht nur für einen Ausgleich, sondern Sie verbessern auch Ihr Körpergefühl. Spannen Sie zuerst den ganzen Körper an, und verkrampfen Sie auch Ihre Gesichtszüge. Ziehen Sie Ihre Stirn in Falten, und pressen Sie die Lippen fest zusammen. Beobachten Sie Ihre Atmung. Sie stockt und verkrampft genauso wie Ihr Energiefluss. Halten Sie dies einige Sekunden lang. Lösen Sie nun die Anspannung, sehen Sie in Ihren Körper hinein, und lassen Sie die Anspannung entweichen. Atmen Sie sanft und langgezogen aus, und schenken Sie sich selbst ein Lächeln. Lächeln Sie in den Bauch, Ihr Hauptenergiezentrum, hinein. Mit jedem weiteren Ausatmen spüren Sie, wie die Anspannung schwindet. Zeigen Sie das innere Lächeln auch nach außen!

Üben Sie das innere Lächeln zuerst eine Minute lang, und weiten Sie die Übungszeit später auf zwei Minuten aus. Es sind zwei Minuten nur für Sie und Ihren Körper. Sie lassen Sie innerlich erstrahlen lassen, und Ihre Freude wird auch Ihr Umfeld wahrnehmen. Sie sollten diese einfache und praktische Entspannungsübung mehrmals täglich wiederholen. Lassen Sie sie zu einem Bestandteil Ihres Lebens werden, und geben Sie ihr feste Zeiten. Vielleicht starten Sie den Morgen einmal mit einem inneren Lächeln und nicht mit dem Gedanken an das, was Sie an diesem Tag alles erledigen müssen.

Selektive Entspannung

Die Übungen zur Entspannung, die Sie bisher kennengelernt haben, dienen der Lockerung des ganzen Körpers. Die »selektive Entspannung« führt nicht nur zur Entspannung von verkrampften Bereichen, Sie können diese Meditation besonders bei Schmerzen ausprobieren. Bei Regelbeschwerden richten Sie Ihre Aufmerksamkeit auf den Unterbauch. Wenn Sie schwanger sind, sollten Sie sich auf den gesamten Bauchraum konzentrieren.

Schließen Sie die Augen, und fixieren Sie mit Ihren Gedanken den Bereich des Körpers, den Sie entspannen wollen. Nehmen Sie ihn ganz bewusst wahr, und lassen Sie keine störenden Gedanken zu. Atmen Sie nun bewusst ein. Beim Ausatmen sprechen Sie in Gedanken eines oder mehrere der folgenden Wörter: »entspannt«, »weich«, »schwer« oder »warm«. Wählen Sie sich Ihren Fokus selbst aus. Sie können natürlich auch andere Wörter wählen, die bei Ihnen Wohlgefühle auslösen. Sprechen Sie so lange in Ihren Körper, bis Sie eine Entspannung spüren.

Eine zweite Möglichkeit zur inneren Lockerung ist die Vorstellung, dass viele kleine, sanft schwebende Wolken in den verkrampften Bereich eindringen. Dort lockert die Bewegung der Wolken den Körper bis in die feinsten Strukturen. Versuchen Sie, sich diese sanfte innere Bewegung vorzustellen, und lassen Sie Ihre Anspannung los. Mit beiden Methoden werden Sie überraschende Erfolge erzielen.

Die Energie im Körper zum Fließen bringen

Diese Meditation wird auch »Energiekreislauf« genannt. Sie hat eine weitreichende Wirkung, und es lohnt sich, diese Übung zu erlernen. Sie führen mental Energie über das Konzeptionsgefäß und das Lenkergefäß. Beide Meridiane bilden einen Kreislauf um den Körper. Sie können die Meditation im Sitzen oder im Liegen ausüben.

In zwei Lernschritten erfahren Sie, wie Sie den Energiekreislauf aktivieren. Zuerst fixieren Sie die jeweiligen Punkte auf den Meridianen mental. Mit etwas Übung können Sie dann die Energie in einem breiten Strom in einem Kreis fließen lassen. Fixieren Sie folgende Punkte:

- Konzeptionsgefäß (KG) 3, »Zhongji« – Dieser Punkt liegt etwa eine Handbreit unterhalb des Bauchnabels.
- Konzeptionsgefäß (KG) 1, »Huiyin« – Dies ist der unterste Punkt des Rumpfes. Er befindet sich zwischen den Geschlechtsteilen und dem After.
- Lenkergefäß (LG) 1, »Changqiang« – Der Punkt liegt zwischen Anus und Steißbeinspitze.
- Lenkergefäß (LG) 4, »Mingmen« – Von der Beckenkante aus gesehen gehen Sie zwei Lendenwirbel nach oben. Dort befindet sich dieser Punkt.
- Lenkergefäß (LG) 14, »Dazhui« – Der Punkt liegt am vorstehenden Rückenwirbel, der den Übergang von der Brust- zur Halswirbelsäule bildet.
- Blase (Bl) 9, »Yuzhen« – Diese Punkte werden auch Jadekissen genannt. Sie befinden sich links und rechts von der Kopfmitte auf den Hinterkopfhöckern.
- Lenkergefäß (LG) 20, »Baihui« – Der höchste Punkt des Kopfes und das oberste Yang im Körper ist der »Baihui«. Er befindet sich auf der Mitte des Kopfes, etwa dort, wo eine gedachte Linie zwischen den Spitzen der Ohren verläuft. Der Punkt ist leicht schmerzempfindlich.
- »Yintang« – Dieser Punkt liegt außerhalb der Hauptleitbahnen und stellt das obere Energiezentrum dar. Er wird daher als Extrapunkt bezeichnet. Sie finden ihn zwischen den Ansätzen der Augenbrauen.

- Konzeptionsgefäß (KG) 17, »Tanzhong« – Der Punkt kennzeichnet das mittlere Energiezentrum und befindet sich auf dem Brustbein in Höhe der Brustspitzen.

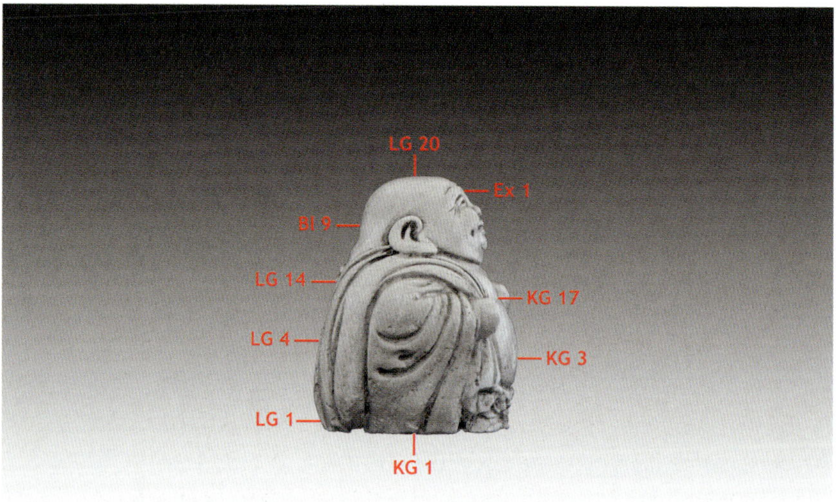

Konzentrieren Sie sich auf den Punkt »Zhongji«. Stellen Sie sich vor, dass der Punkt in einem angenehmen warmen Licht leuchtet. Lassen Sie das Licht mit Ihren Gedanken bis zum untersten Punkt des Oberkörpers, dem »Huiyin«, wandern und es dort erstrahlen. Auf diese Weise steuern Sie alle Punkte des Energiekreislaufs mehrfach an. Dies soll Ihnen Sicherheit über die Lage der Punkte geben.

Beziehen Sie nun auch die Atmung ein. Richten Sie wieder Ihre gesamte Aufmerksamkeit auf den ersten Punkt »Zhongji«. Lassen Sie das Licht erscheinen. Nun atmen Sie sanft ein und leiten das Licht weiter zum Punkt »Huiyin«. Dort verweilen Sie mit Ihren Gedanken ein wenig, bevor Sie wieder bewusst einatmen und das Licht beim Ausatmen zum Punkt »Changqiang« schicken. Lassen Sie das Licht nun über den gesamten Energiekreislauf fließen.

Sie können auch das Licht in Ihren Gedanken durch den Energiekreislauf fließen lassen, ohne dabei an den Punkten zu verweilen. Versuchen Sie aber trotzdem, sich jeder einzelnen Station bewusst zu sein. Nicht jeder Mensch kann die Form der Lichtmeditation ausführen. Sie können sich auch auf die Punkte konzentrieren und in Ihren Gedanken in die Punkte einatmen. Stellen Sie sich die Weite vor, die der einströmende Atem erzeugt. Für die fließende Meditation stellen Sie sich einen breiten Energiefluss vor, der die Bahnen durchströmt. Zu Beginn des Entspannungstrainings können Sie sich die Lage der Punkte auch von einer anderen Person zeigen lassen, so müssen Sie nicht während der Übung nachlesen, wo Sie die Punkte finden. Sie werden aber feststellen, dass Sie schnell die Punkte mit Ihrem inneren Auge finden werden.

Der Energieton für die »Leber«: SCHÜ (HSÜ)

Selbsterzeugte Laute haben in die chinesischen Medizin eine sehr alte Tradition. Sie sind als heilige oder auch heilende Laute bekannt und können energiesteigernd oder -senkend wirken. Spricht man den Laut aus, baut man Energie ab. Wird er dagegen lautlos gesprochen, stärken Sie das Qi. Die Sprechweise »laut« bedeutet, dass der Laut gerade noch hörbar ist. Es handelt sich also nicht um ein Schreien. Ihr Gefühl entscheidet, ob Sie einen Laut leise oder laut aussprechen. Stärken Sie die Energie des Funktionskreises »Leber«, und sprechen Sie den Laut »SCHÜ« lautlos aus.

Sie können diesen Laut als »SCH« oder »S« aussprechen. Wenn Sie die Zungenränder seitlich hochklappen und eine Art Röhre formen, erhalten Sie einen »SCH«-Laut. Liegt die Zunge normal im Mund, hört sich der Laut wie »S« an. Den »Ü«-Laut bilden Sie im Rachen. Atmen Sie sanft und ruhig ein, und sprechen Sie mit dem Ausatmen den Laut. Diese Atem-Ton-Technik können Sie auch in die Bewegungsübungen, die im Atemrhythmus ausgeführt werden, einfließen lassen.

Akupressur und Selbstmassage

Die Behandlung von Beschwerden und Erkrankungen durch die Stimulation von Energiepunkten hat eine mehr als 2.000 Jahre alte Tradition. Es existieren Aufzeichnungen aus der Zeit um 600 v. Chr., die die Energiewege und die Lage der Reizpunkte genau beschreiben. Diese Aufzeichnungen besitzen größtenteils bis heute Gültigkeit. »Das Große spiegelt sich im Kleinen wider« ist ein Grundsatz der fernöstlichen Heilkunst.

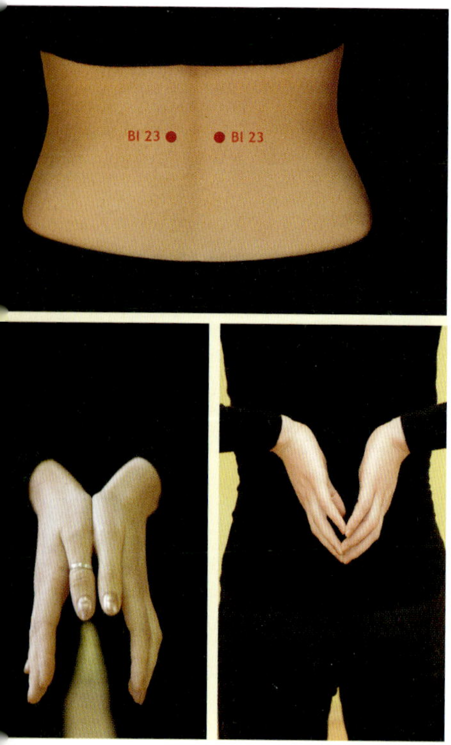

Die Chinesen nennen die Akupunkturpunkte »Tore der Energie«. Diese Bezeichnung beschreibt bildlich die Funktion der Akupunkturpunkte. Sie lassen einen Zugriff von der Körperoberfläche auf die inneren Funktionen und Abläufe im Körper zu. So können Blockaden gelöst werden, und das Energiepotenzial des Menschen kann sich wieder gleichmäßig verteilen.

Reibe die Shenshu

Auch diese Übung verfolgt das Ziel, die Energie der Nieren zu aktivieren. Legen Sie die Handballen auf die Shenshu, und beginnen Sie mit einer leicht kreisenden Massage. Gehen Sie von den Shenshu-Punkten abwärts an der Wirbelsäule entlang, und beugen Sie dabei leicht Ihre Knie. Bewegen Sie nun die

Hände wieder zurück in Richtung Shenshu, und strecken Sie Ihre Knie dabei fast durch. Die Bewegung an der Wirbelsäule in Richtung Erde begleiten Sie, indem Sie ausatmen. Ihre Gedanken sind auf die Shenshu und mit etwas Übung auch auf die »Pforte des Lebens«, den Mingmen, gerichtet. Dieser Punkt auf dem Lenkergefäß liegt etwas höher als der Bauchnabel.

Bauchmassage

Diese Massage ist leicht erlernbar und wirkt sehr effektiv. Sie stimuliert den Nieren-, den Milz- und den Magen-Meridian. Sie können mit einer Hand reiben oder auch beide Hände aufeinanderlegen. Massieren Sie aber in jedem Fall mit einem leichten Druck. Kreisen Sie mit den Händen langsam im Uhrzeigersinn und mit gleichmäßigen Bewegungen um den Bauchnabel herum. In der oberen Kreishälfte atmen Sie ein, im unteren Teil wieder aus. Konzentrieren Sie sich während der ganzen Zeit auf den Bauchraum. Nachdem ich Ihnen die Ausgangspositionen erklärt habe, folgt nun der genaue Ablauf der Massage.

Legen Sie nun die Hände aufeinander, und konzentrieren Sie sich auf den Bauchraum. Beginnen Sie die Massage zuerst mit kleinen Kreisen um den Nabel herum, und lassen Sie die Kreise immer größer werden. Der höchste Punkt des Kreises sollte unterhalb des Zwerchfells liegen und die tiefste Stelle oberhalb der Schamgegend. Folgen Sie mit Ihrer Aufmerksamkeit jeweils dem Bereich unter Ihren Handmittelpunkten. Die Meditation ruht also nicht im Bauchraum, wie bei der ersten Übung, sondern sie folgt der Bewegung Ihrer Hände.

Kehren Sie nun die Bewegung um, und lassen Sie die Kreise wieder kleiner werden. Am Schluss der Übung liegen die Hände auf den Bauch, und Sie sammeln in Gedanken die Energie im unteren Zentrum. Auf Seite 163 beschreibe ich diese

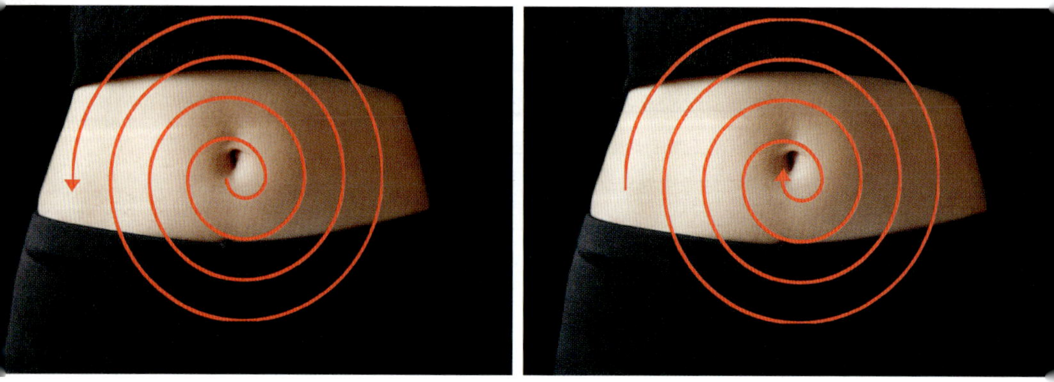

Übung ohne die Massagewirkung Ihrer Hände. Das mentale Kreisen können Sie auch in den eben beschriebenen Übungsablauf einfügen. Suchen Sie sich die Variante aus, die Ihnen am besten gefällt.

Die Massage wirkt nicht nur harmonisierend auf die Meridiane, Sie zentrieren auch die Energie im unteren Dantien, dem Hauptenergiezentrum. Wenn Sie diese Übung mit dem »Inneren Lächeln« kombinieren, schaffen Sie eine positive Grundstimmung und verstärken die Wirkung der Übung.

An dieser Stelle möchte ich Ihnen die Akupunkturpunkte vorstellen, deren Stimulation bei Regelproblemen oder PMS eine Hilfe sein kann. Die vielfältigen Beschwerden treten auf, weil der Fluss des Qi gestört ist. Es kommt dann zu einem Blutstau und zu Schmerzen.

- Konzeptionsgefäß (KG) 3, »Zhongji« – Dieser Punkt liegt etwa eine Handbreit unterhalb des Bauchnabels. Er hat eine regulierende Wirkung und unterstützt das Nieren-Qi. Gynäkologische Störungen jeder Art, Menstruationsstörungen, Schmerzen im Genitalbereich, Blutungen nach der Geburt, stechende Unterleibsschmerzen, aber auch Nervosität, Schlaflosigkeit oder Reizbarkeit können durch eine Stimulation des »Zhongji« gelindert werden.

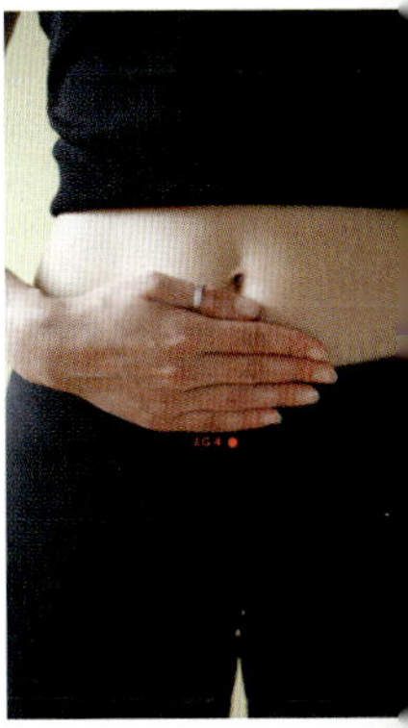

- Milz (Mi) 10, »Xuehai« – Der Punkt liegt zwei Daumenbreit oberhalb der Kniescheibenoberkante. Auch er wird bei der Behandlung von Menstruationsstörungen, aber auch bei Kniebeschwerden, Ekzemen oder Juckreiz genutzt.

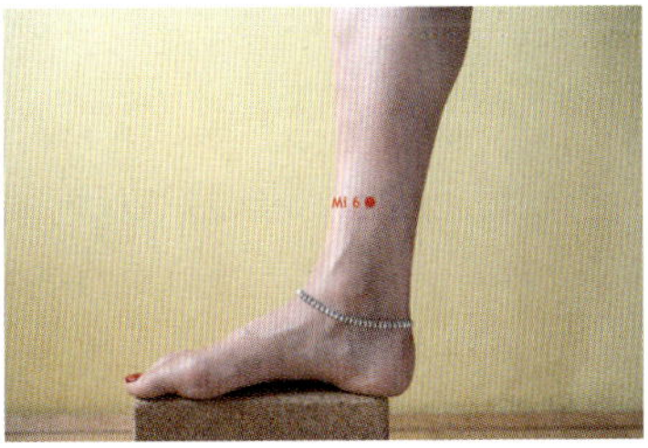

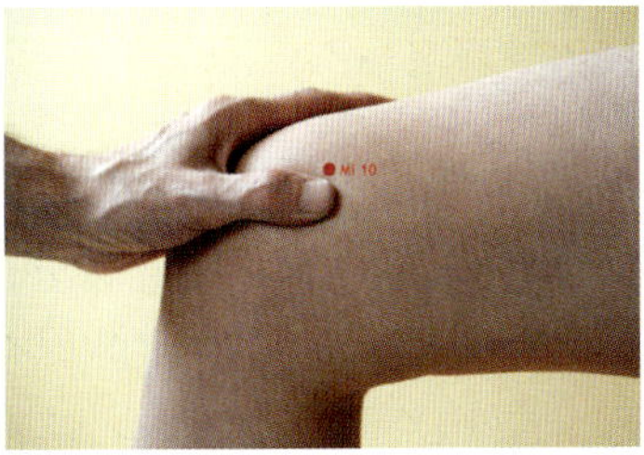

Die folgenden beiden Punkte liegen einander gegenüber und sind daher leicht zu finden.

- Milz (Mi) 6, »Sanyinjiao« – Dieser Punkt liegt vier Fingerbreit über dem oberen Rand des Fußknöchels, an der Innenseite des Unterschenkels und am Rand des Schienbeins. Eine Stimulation des Punkts wirkt gegen Spannungsgefühle in der Brust oder ein Völlegefühl im Bauch. Auch Verstopfung und Hämorrhoiden können über diesen Punkt behandelt werden.

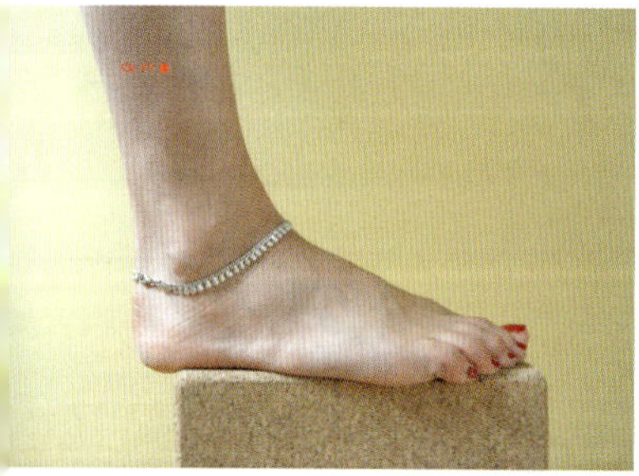

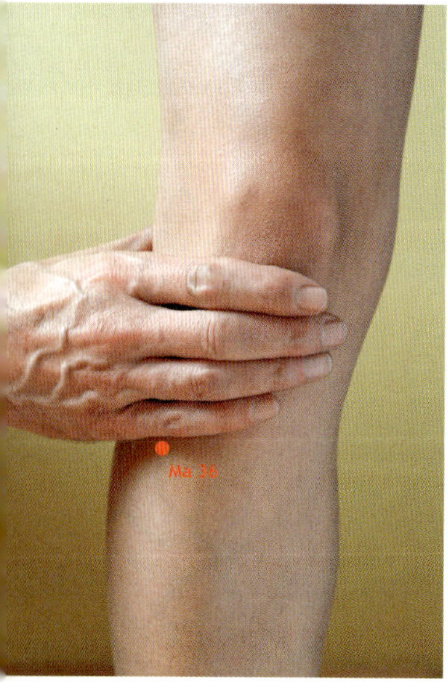

→ Gallenblase (Gb) 39, »Xuangzhong« – Die Gb 39 befindet sich vier Fingerbreit über dem Fußknöchel an der Außenseite des Unterschenkels. Er hat einen günstigen Einfluss auf Menstruationsstörungen aller Art. Außerdem kann er bei Störungen im Genitalbereich, einem gestörten Zyklus, aber auch bei Bluthochdruck, Müdigkeit oder Nervenschwäche massiert werden.

→ Magen (Ma) 36, »Zusanli« – Dieser Punkt liegt vier Fingerbreit unter der Unterkante der Kniescheibe, an der Außenseite des Schienbeins. Er harmonisiert das Qi und das »Blut« und wirkt auf den gesamten Organismus. Sie können ihn stimulieren, wenn Sie leichtere Schmerzen nach der Regelblutung haben. Diese Schmerzen werden häufig von einem Bedürfnis nach Wärme und Schlaf begleitet. Es können auch Schmerzen des Ischiasnervs auftreten. Zudem wird der Punkt bei der Behandlung von Leibschmerzen, Magenschmerzen, Verstopfung, Lähmungserscheinungen, einem Nachlassen der Kräfte oder Bluthochdruck stimuliert.

Die folgenden vier Akupunkturpunkte bilden zwei sich gegenüberliegende Paare. Sie sind sehr leicht zu finden. Das erste Paar haben Sie bereits kennengelernt.

- Milz (Mi) 6, »Sanyinjiao«
- Gallenblase (Gb) 39, »Xuangzhong«
- Blase (Bl) 60, »Kunlun« – Der Punkt liegt am Mittelpunkt zwischen Fußknöchel und Achillessehne an der Außenseite des Beines. Er regt die Bewegung des Qi an und wird bei der Behandlung von Schwellungen des Genitalbereichs, Kopfschmerzen oder Verspannungen der Schultern oder des Rückens genutzt.

Ein wichtiger Hinweis für Schwangere!
Für sie ist der »Kunlun« absolut tabu. Er darf in der Schwangerschaft nicht massiert werden.

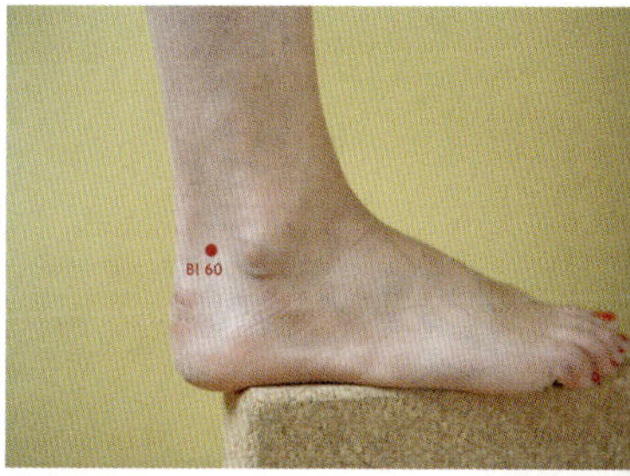

- Niere (Ni) 3, »Taixi« – Denken Sie sich an der Innenseite des Beines eine Linie zwischen dem Fußknöchel und der Achillessehne. Der Punkt »Taixi« liegt auf der Mitte dieser Linie. Er wird zur Behandlung von stechenden Schmerzen im Unterleib oder Menstruationsstörungen stimuliert. Außerdem wirkt er gegen ein Druckgefühl in der Leibesmitte und hilft bei Abgeschlagenheit und Schlaflosigkeit.

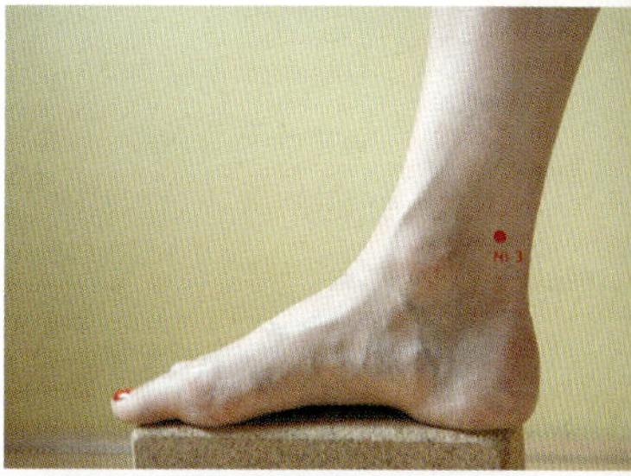

Ein ganz besonderer Punkt

Eine Stimulation des vierten Punkts der »Aufnehmenden Leitbahn« hat vielen meiner Seminarteilnehmerinnen gegen Schmerzen oder Spannungen geholfen. Das KG 4 liegt vier Fingerbreit unterhalb des Bauchnabels. Er ist auch in einer entspannten Kör-

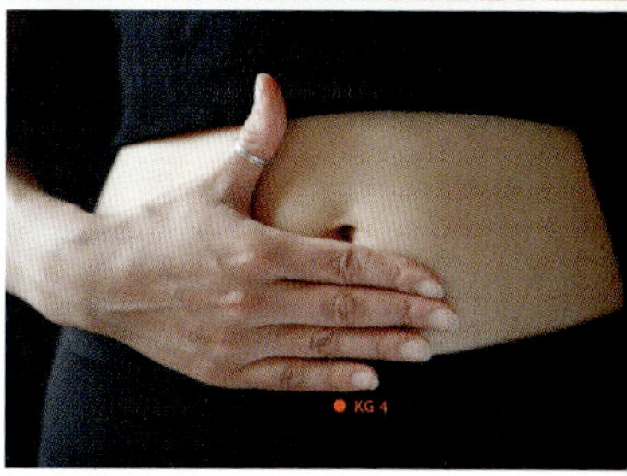

perhaltung leicht zu erreichen. Eine Stimulation des Punkts wirkt gegen viele Beschwerden, z. B. schneidende Schmerzen im Unterleib, Neoplasien im Unterleib, Enuresis, Menstruationsstörungen, PMS oder anhaltende Blutungen auch nach der Geburt.

Beziehen Sie in die manuelle Stimulation dieser Punkte die Meditation ein. Die Wirkung der Behandlung wird sich erheblich verstärken, wenn Sie sich auf diesen Punkt konzentrieren.

Akupressurmethoden

Bei der Akupressur haben Sie zwei Möglichkeiten zur Stimulation der Punkte. Fixieren Sie die Punkte einzeln nacheinander. Üben Sie mit der Spitze des abgeknickten Zeigefinders Druck auf den Punkt aus, und halten Sie den Druck eine Minute lang. Wichtig ist, dass Sie sich auf die Stelle konzentrieren, die Sie gerade drücken. Bleiben Sie während der Akupressur locker und entspannt.

Die zweite Möglichkeit ist die Stimulation mit kreisenden Bewegungen. Wenn Sie die Punkte mit den Fingern fixiert haben, beginnen Sie zusätzlich zum Druck eine kreisende Bewegung im Uhrzeigersinn. Führen Sie diese Bewegung 36-mal aus. Konzentrieren Sie sich auf die Akupressur, und spüren Sie nach, was geschieht.

Für »Baihui«, den höchsten Punkt des Kopfes, rate ich Ihnen zum Kratzen. Beim Kratzen legen Sie die Fingerkuppe auf einen Punkt und knicken das erste Fingergelenk um. So erzielen Sie den gewünschten Kratzeffekt. Sie kratzen mit der Fingerkuppe, nicht mit dem Fingernagel.

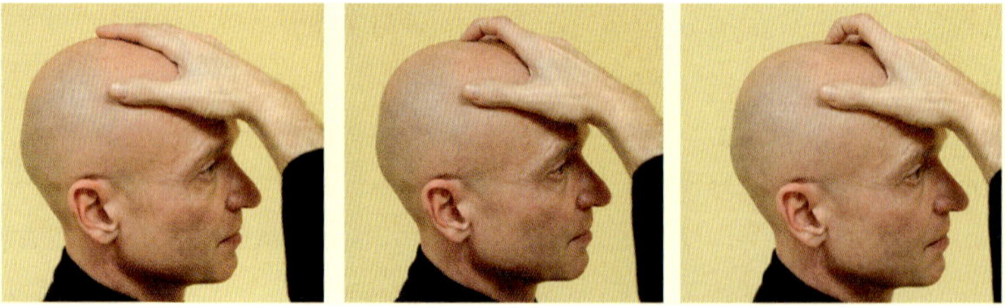

Jede Selbstbehandlung können Sie mit der Qigong-Nierenmassage oder der Bauchmassage abschließen. Eine Behandlung wirkt besonders gut, wenn Sie eine Woche vor dem Einsetzen der Regelblutung mit der Anwendung beginnen und sie bis zum Ende der Blutung fortführen.

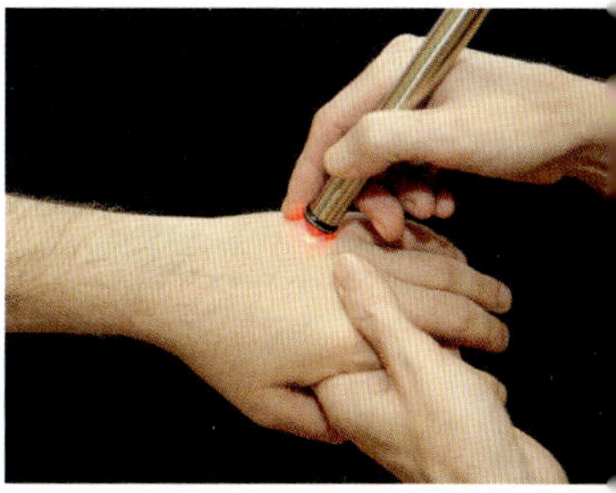

Ein professionelles Hilfsmittel ist der Softlaser, der ein völlig entspanntes Arbeiten gewährleistet. Ich arbeite seit Jahren damit und habe sehr gute Erfahrungen gemacht. Sie sollten den Softlaser eher nicht an den Kopfpunkten anwenden. Für die Fernpunkte ist er sehr empfehlenswert. Sie fixieren den Punkt mit einem ganz leichten Druck und lassen das Licht wirken. Softlaser haben allerdings einen relativ hohen Anschaffungspreis.

Ernährung

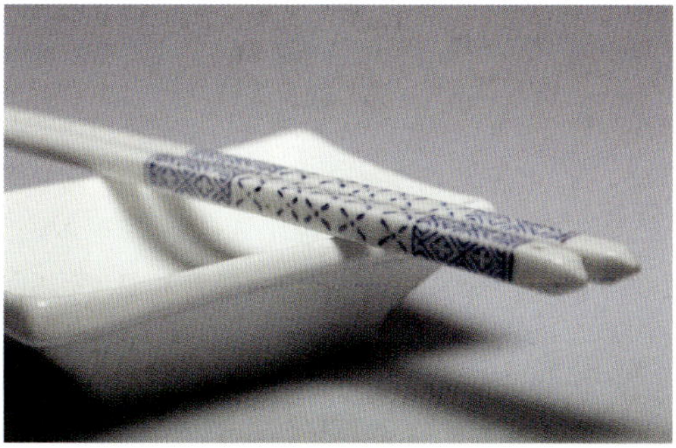

Kommen wir nun zur »inneren Medizin«, den »Arzneimitteln«, die Sie sich selbst täglich verabreichen können.

Die TCM ist sich sicher: »Ernährung ist Medizin.« Aus diesem Grund wird jede Behandlung von einer Ernährungsumstellung, die dem vorliegenden, gesundheitlichen Problem angepasst ist, begleitet. Losgelöst vom Genussprinzip sind die Nahrungsmittel vor allem Energieträger, deren Eigenschaften beim Wachstum geprägt wurden. Kontrolliert und richtig dosiert, besitzen Lebensmittel nicht nur eine gesund erhaltende Wirkung, sie können auch Heilungsprozesse unterstützen. Mit einer »Diät« (griech. »díaita« bedeutet »der richtigen Ernährung entsprechend« oder auch »mäßig«) lässt sich ein inneres Ungleichgewicht wieder in die Balance bringen.

Wenn Sie unter Regelbeschwerden leiden, dann sollten Sie die folgenden Ernährungstipps für den Zeitraum von drei Tagen vor bis drei Tage nach der Regelblutung berücksichtigen:

1. Essen Sie keine sauren Nahrungsmittel.
2. Vermeiden Sie zu scharfe Speisen.
3. Trinken Sie keine kalten Getränke.
4. Essen Sie möglichst warme Mahlzeiten.

Der Milz-Meridian beeinflusst die weiblichen Fortpflanzungsorgane. Die nachfolgende Liste enthält Nahrungsmittel, die die Funktion des Milz-Meridians unterstützen. Sie haben einen neutralen Energiecharakter, da Nahrungsmittel mit »heißem«, aber auch »kaltem« Charakter gemieden werden sollten.

Fleisch, Geflügel, Fisch:

- Rindfleisch (stärkt die »Milz« und den »Magen« und hilft bei Mangelerscheinungen, sollte in diesem Zeitraum nur in Maßen verzehrt werden)
- Gans
- Schweinefleisch (verhindert ein inneres und äußeres Austrocknen, stärkt die Nieren)
- Wachteln (stärken alle Funktionskreise)
- Wildschwein
- Kalbfleisch
- magerer Fisch wie Seelachs, Kabeljau, Seezunge (fördern allgemein die Zirkulation von Flüssigkeiten, helfen besonders bei der Auflösung von schmerzhaften Blutstaus)

Gemüse, Getreide, Kräuter:

- alle Kohlarten (stärken die »Niere«)
- Bohnen
- Dill (lindert Bauchschmerzen)
- Sellerie und Petersilie (unterstützen zusätzlich die Funktion von »Milz« und »Magen«)
- Kartoffeln (wirken Übelkeit entgegen und führen der Milz Energie zu)
- Reis (wirkt gegen Diarrhö, stärkt die Milzfunktion)
- Safran
- Erdnüsse

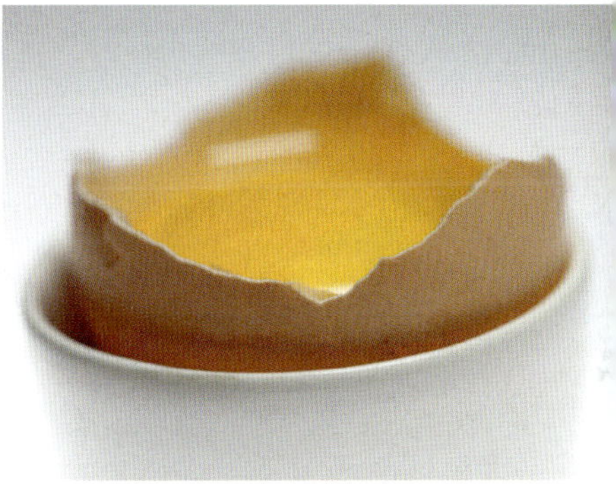

Obst:

- Erdbeeren, Pflaumen, Weintrauben

Verschiedenes:

- Zucker nur in Maßen, Honig, Kamille
- Eier, Milchprodukte: Milch wirkt stärkend und ist förderlich für den »Magen«, Hühnereier kräftigen das Yin.

Ernährungstipp! Geben Sie drei bis vier Teelöffel braunen Zucker in ein Glas Rotwein. Erwärmen Sie das Getränk langsam, und trinken Sie es anschließend. Es wirkt ausgezeichnet gegen Regelschmerzen.

Eigentherapie vor, während und nach der Schwangerschaft

Suche deinen Traum.
Wenn du ihn findest, halte ihn fest und lebe deinen Traum wider alle Probleme, die sich der Verwirklichung in den Weg stellen.

Unerfüllter Kinderwunsch?

Sie und Ihr Partner wünschen sich ein Kind, doch Sie werden nicht schwanger? Die Beziehung wird auf eine harte Probe gestellt, denn der psychische Druck nimmt mit jedem Monat zu. Zuerst lassen Sie und Ihr Partner sich von Ärzten auf die Ursachen der Empfängnisschwierigkeiten untersuchen. Vielleicht ist Ihr Partner zeugungsunfähig, oder Sie sind unfruchtbar. Eine solche Erkenntnis oder Diagnose greift das Innerste beider Partner an. Menschen sind von Natur aus dazu bestimmt, sich fortzupflanzen. Dieses Bedürfnis ist in den menschlichen Genen verwurzelt. Ein unbewusster Drang zur Reproduktion des eigenen Erbguts steckt in jedem Mensch. Auch wenn wir uns dessen nicht bewusst sind, besteht dennoch ein unterbewusster Zwang zur Reproduktion. Und wenn die Frau oder der Mann nicht dazu fähig ist, wird die Partnerschaft zu einer großen Herausforderung.

Wenn durch eine medizinische Diagnose ausgeschlossen ist, dass die Partner unfruchtbar sind, kann die Erfüllung des Kinderwunsches durch andere Faktoren beeinträchtigt werden. Vielleicht stimmt das harmonische Zusammenspiel der

Partner auf körperlicher oder geistiger Ebene nicht mehr. Menschen sind keine Maschinen, und so wird auch die Fortpflanzung durch Schwierigkeiten in der Partnerschaft beeinflusst.

Sie können daran arbeiten, die Hindernisse, die einer Schwangerschaft im Weg stehen, zu überwinden. Werden Sie sich zuerst darüber klar, ob Sie zum jetzigen Zeitpunkt wirklich ein Kind haben wollen? Das ist die einzige Frage, die Sie und Ihr Partner sich stellen müssen. Der Körper ist sehr sensibel. Wenn es bei einem der Partner Zweifel gibt, ob es der richtige Zeitpunkt für ein Kind ist, wird dies der Körper spüren und darauf reagieren. Er schwächt dann die Funktion der Fortpflanzungsorgane.

Aus chinesischer Sicht steht der »Magen« mit dem Sorgen und dem Zweifeln in Verbindung. Er wird geschwächt, und dies wirkt sich auch nachteilig auf die »Niere« aus, die über den Kontrollrhythmus mit ihm in Verbindung steht. Da die »Niere« alles, was mit Reproduktion und Wachstum zusammenhängt, kontrolliert, besteht aus energetischer Sicht eine geringere Chance, dass sich der Kinderwunsch erfüllt. Wenn die Entscheidung für das Kind gefallen ist, wird auch der Körper auf energetischer Ebene empfangsbereit.

Eigentherapie vor der Schwangerschaft

Wenn der Kinderwunsch auch vom Körper angenommen wurde, können verschiedene Methoden dabei helfen, ihn Wirklichkeit werden zu lassen. Die »Niere« unterstützt die Funktion der Fortpflanzungsorgane sowie die Entwicklung und das Wachstum des Kindes bis zur Geburt. Die Meridiane, das Lenkergefäß (Dumai) und das Konzeptionsgefäß (Renmai), steuern zudem alle gynäkologischen Phasen im Leben einer Frau. Alle Möglichkeiten zur aktiven Selbsthilfe in diesem Buch unterstützen die Funktion dieser Meridiane und der »Niere«.

Qigong

Der Kranich breitet seine Schwingen aus

Ich möchte Ihnen drei Übungen aus dem »Pagua«, die in einer Sequenz zusammengefasst werden, vorstellen. Sie wirken sich besonders günstig auf die Nierenfunktion aus. Außerdem unterstützt die Übung durch die sanften Dehnungen die körperliche Flexibilität und die Weichheit der Sehnen ein. Auch die Beweglichkeit der Wirbelsäule wird verbessert. Die drei Übungen bilden die siebte Folge der acht Einheiten des »Pagua«, die acht Himmelsrichtungen, und werden nacheinander geübt.

Erste Übung

Ihre Füße sind parallel zueinander und sie befinden sich etwa auf Schulterbreite. Halten sie den Körper locker, der Oberkörper ist aufgerichtet. Heben Sie wie in Zeitlupe die Arme seitlich nach oben, bis über den Kopf, und kreuzen Sie dann die Hände. Beugen Sie sich nun langsam nach vorn, der Rücken bleibt vorerst gerade. Sie beugen sich so weit, bis die gekreuzten Arme nach unten hängen. Zur Unterstützung der Abwärtsbewegung können Sie den Rücken auch leicht krümmen.

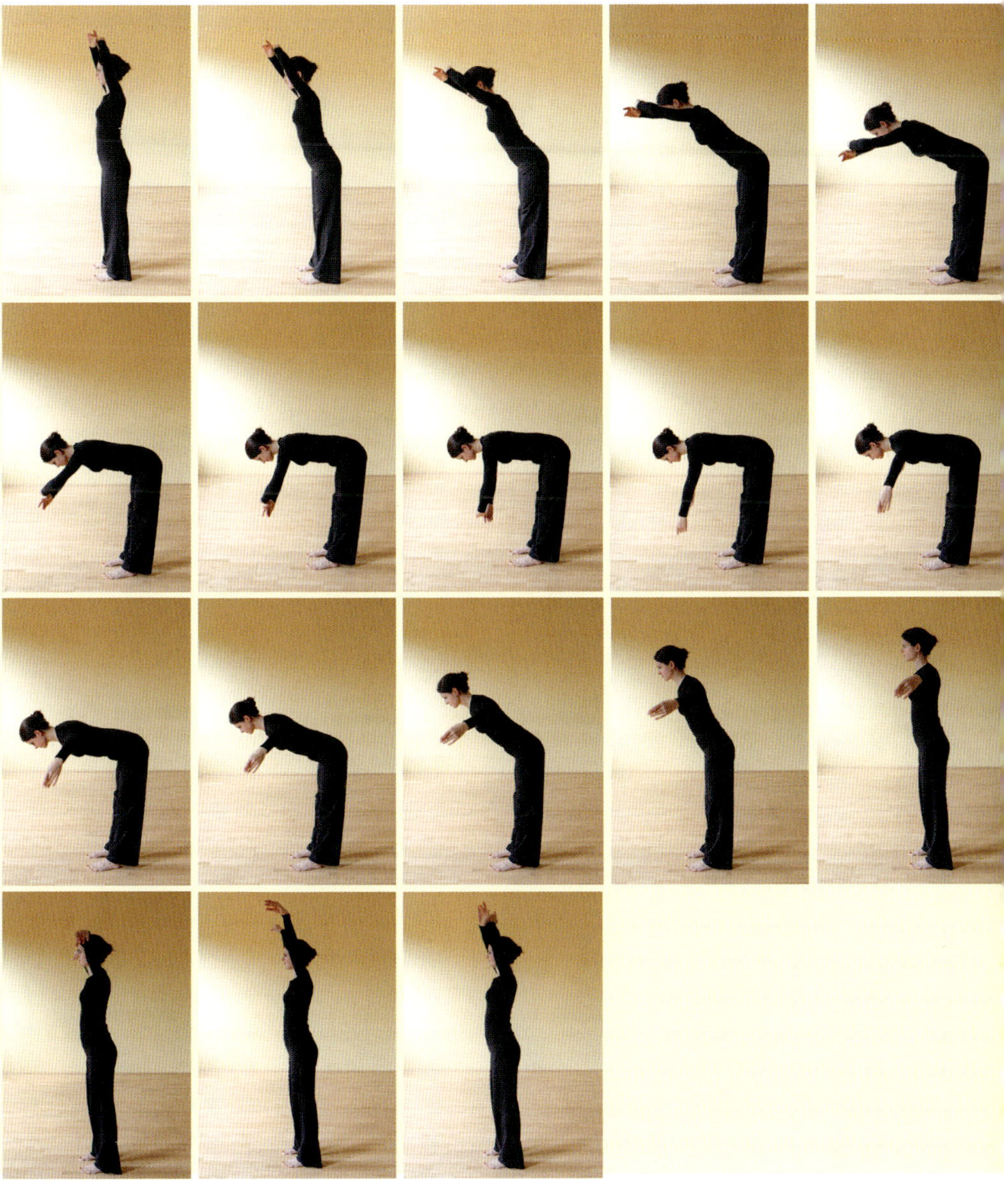

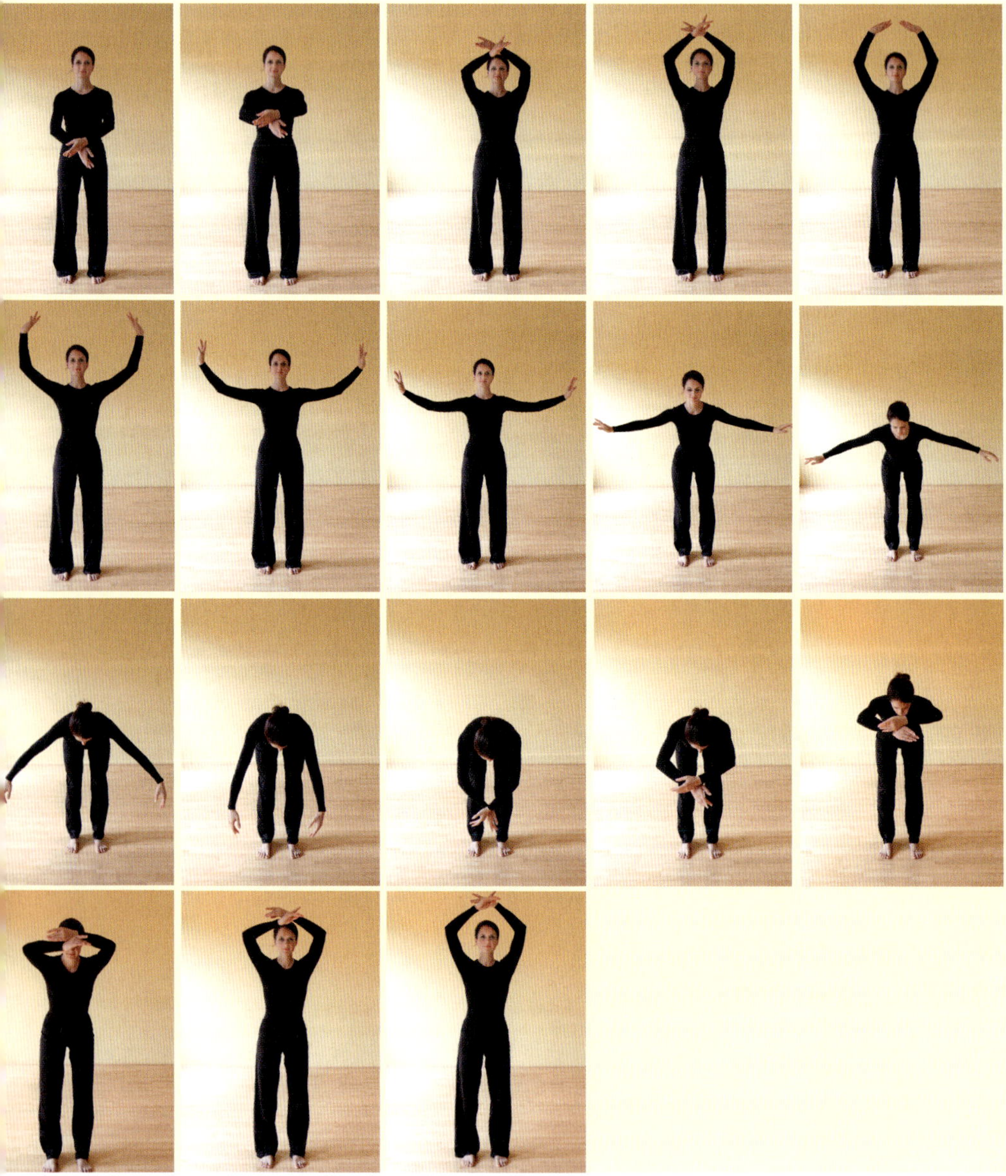

Lösen Sie nun die gekreuzten Arme, und heben Sie sie seitlich nach oben. Der Oberkörper bleibt nach unten gebeugt, bis die Arme die Höhe der Schultern erreicht haben. Danach richten Sie sich langsam auf. Wenn Sie wieder aufrecht stehen, kreuzen Sie erneut Ihre Hände und machen diesen Vorgang insgesamt vier Mal. Atmen Sie während der Übung einfach ein und aus, ohne sich besonders auf die Atmung zu konzentrieren. Üben Sie die Bewegung anschließend in der umgekehrten Richtung. Sobald die Arme nach der letzten Wiederholung über dem Kopf gekreuzt sind, breiten Sie sie langsam zu den Seiten aus. Wenn Sie mit den Armen die Höhe der Schultern erreicht haben, beugen Sie auch den Oberkörper langsam nach unten, zuerst mit geradem Rücken, später kann er sich auch leicht runden. Am untersten Punkt angelangt, kreuzen Sie die Hände und heben die Arme nach oben. Der Oberkörper bewegt sich zuerst nicht mit. Wenn die Arme die Höhe der Schultern erreichen, richten Sie den Oberkörper langsam wieder auf, bis Sie aufrecht stehen. Wiederholen Sie diesen Übungsablauf drei Mal. Achten Sie darauf, dass die Beine durchgestreckt sind.

Zweite Übung

Wenn sich die Arme wieder über dem Kopf befinden, verschränken Sie die Daumen und legen die Handflächen aneinander.

Richten Sie Ihren Blick nun auf die Zeigefinger über Ihnen. Bewegen Sie die Arme abwärts und nach vorn, der Oberkörper folgt dieser Bewegung. Wenn Sie am tiefsten Punkt angekommen sind, ziehen Sie die Hände zurück. Anschließend ziehen Sie sie zwischen den Beinen hindurch, etwas nach hinten. Drehen Sie die Fingerspitzen nach oben, und beginnen Sie, sich wieder aufzurichten. Während der Aufwärtsbewegung führen Sie die Hände ganz nah am Körper nach oben. Wenn die Hände etwa die Brusthöhe erreicht haben, schieben Sie Ihr Becken leicht nach vorn, sodass Ihr Rücken ein Hohlkreuz macht. In dieser Position strecken Sie die Arme locker nach oben aus. Wiederholen Sie diesen Teil drei Mal.

Wenn sie beim vierten Mal am höchsten Punkt angekommen sind, kehren Sie die Bewegung um. Ziehen Sie die Hände zurück, ganz nah an Ihr Gesicht heran. Beginnen Sie damit, die Fingerspitzen in Richtung Erde zu drehen. Bewegen Sie dabei die Hüfte wieder zurück, und krümmen Sie den Rücken. Die Hände gehen zuerst zwischen den Beinen hindurch nach hinten, bevor Sie sie langsam nach vorn bewegen. Danach richten Sie sich auf. Halten Sie dabei die Arme locker gestreckt. Wenn sich die Arme auf der Höhe Ihrer Augen befinden, schieben Sie das Becken wieder nach vorn. Das Hohlkreuz entsteht erneut. Nehmen Sie nun die Arme über den Kopf zurück, und wiederholen Sie den Teil weitere drei Mal. **Wichtig!** Richten Sie Ihren Blick während der gesamten Übung auf die Fingerspitzen. So bewegen Sie sich rückenschonend.

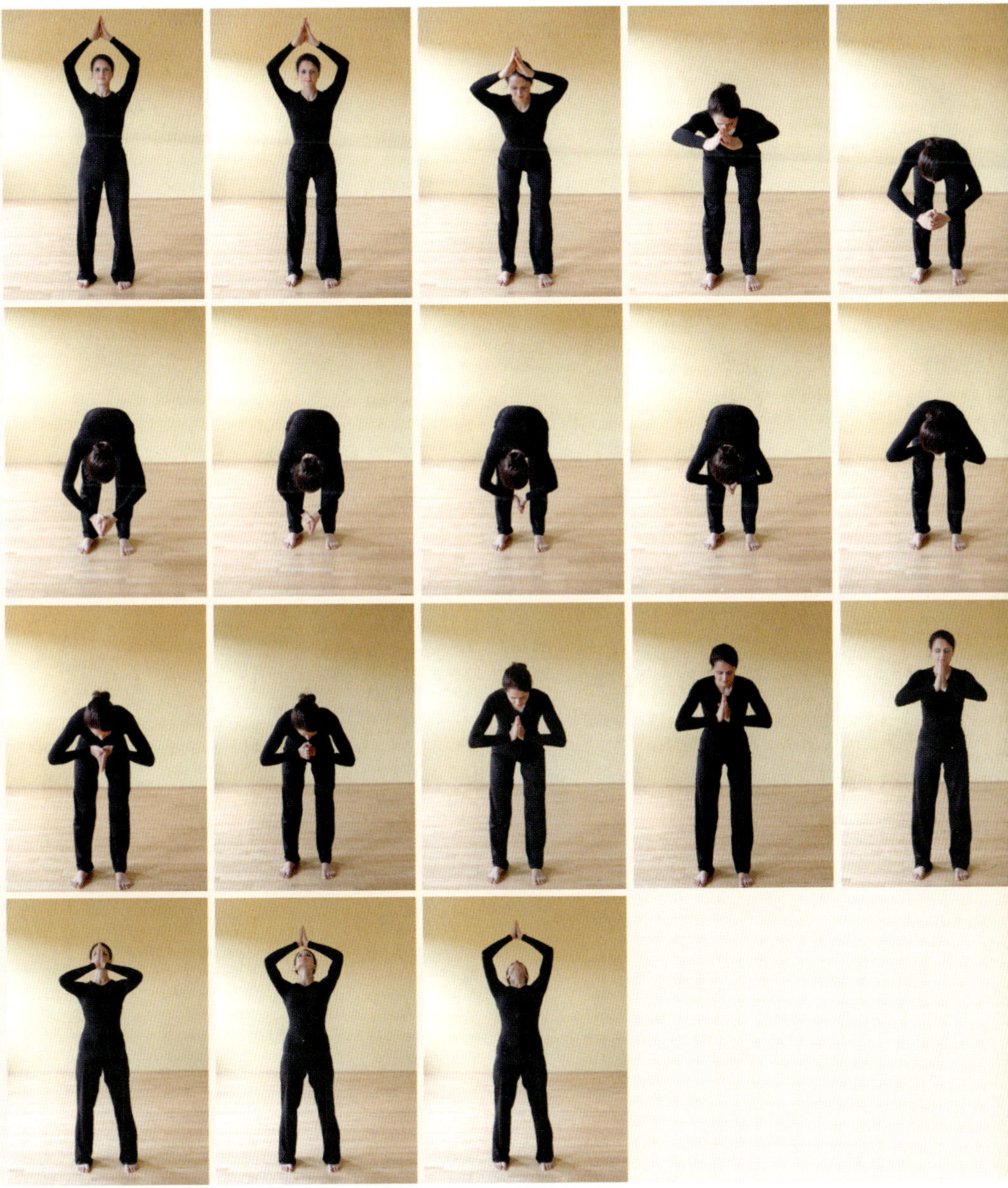

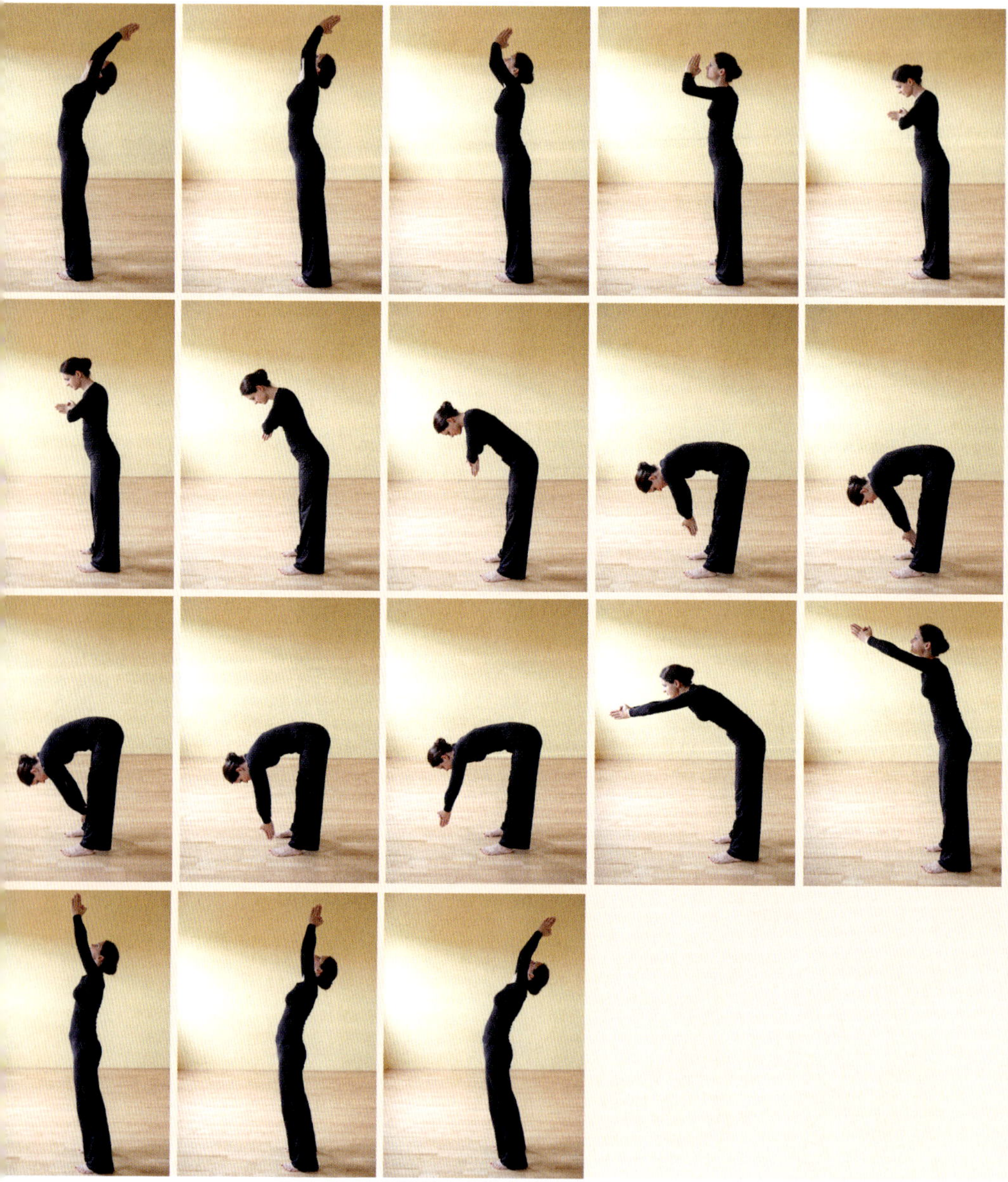

Dritte Übung

Bilden Sie mit den gefalteten Händen ein »Dach« über dem Kopf. Drehen Sie sich nun zur linken Seite, und wenden Sie dabei die Handflächen zum Himmel. Beugen Sie den Oberkörper langsam nach unten, und beachten Sie Ihr Befinden dabei. Denken Sie daran, dass Sie zu keiner Zeit Schmerzen empfinden dürfen. Qigong darf nicht wehtun, erweitern Sie die Grenzen Ihrer Flexibilität Schritt für Schritt. In der tiefen Position angekommen, drehen Sie den Körper in einer Kreisbewegung von der linken zur rechten Seite, wobei die Handflächen in Richtung Erde zeigen. Wenn Sie auf der rechten Seite angekommen sind, richten Sie sich langsam wieder auf. Drehen Sie den Oberkörper zurück in die Ausgangsposition, und strecken Sie sich erst einmal in Richtung Himmel. Wiederholen Sie diese Bewegung noch drei Mal. Nach vier Abläufen kehren Sie die Bewegung um und beugen sich zuerst nach rechts, bevor Sie den Kreis nach links zeichnen. Beenden Sie die Übung gewohnt langsam und meditativ, indem Sie sich zuerst auf Ihr unteres Energiezentrum, den Bauchraum, konzentrieren. Richten Sie Ihre Aufmerksamkeit in die Fußsohlen, von den Zehen bis zu den Fersen. Lassen Sie sich dafür jeweils etwa eine Minute Zeit.

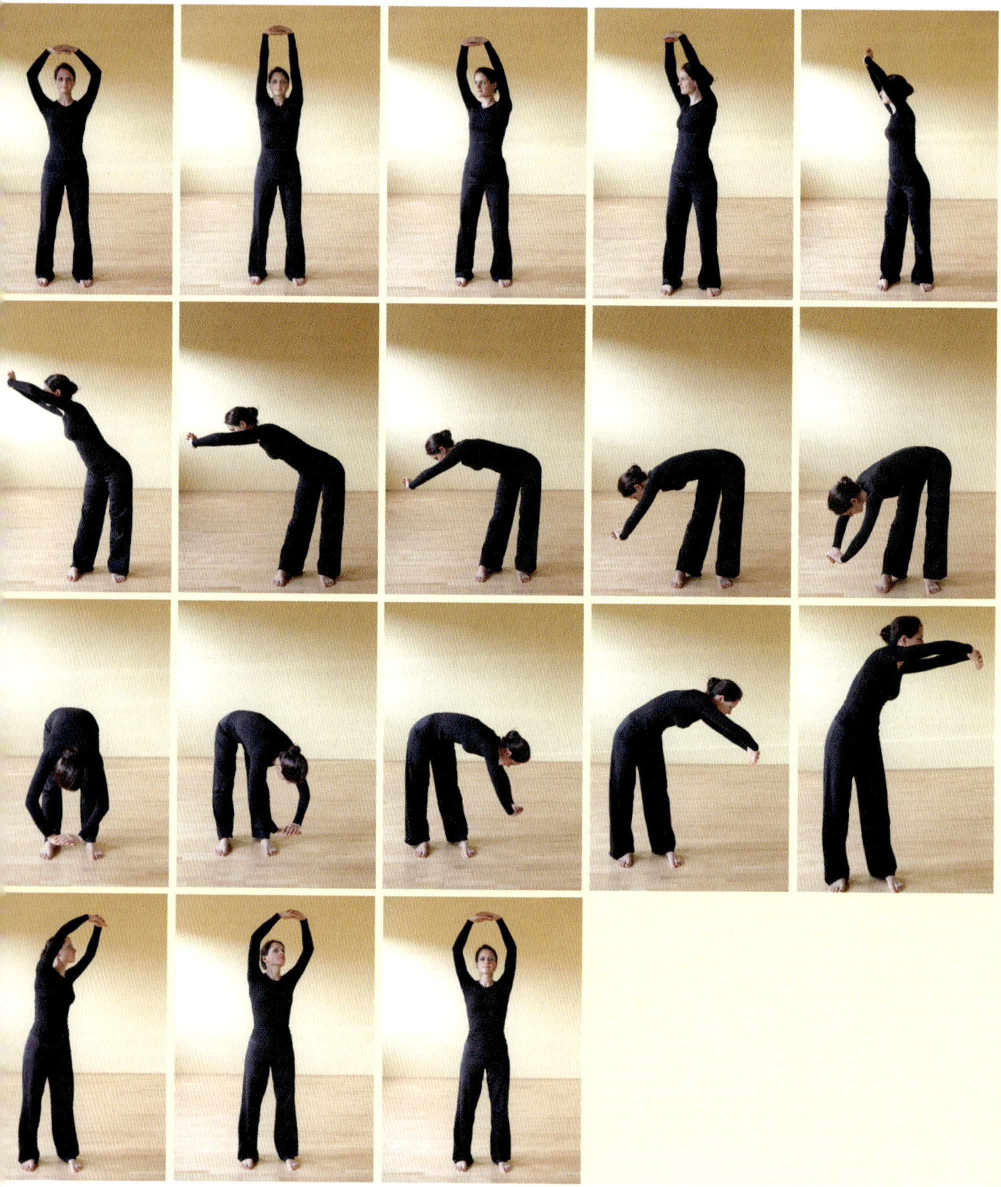

Diagonales Schieben

Beugen Sie Ihre Knie, und der Körper sinkt in Richtung Erde. Ziehen Sie nun die Hände zurück, und legen Sie sie auf die Beckenknochen. Die Handflächen zeigen in Richtung Himmel, halten Sie die Finger locker und ausgestreckt. Die Handgelenksfalte befindet sich auf der Höhe Ihrer Körpermitte, sodass Ihre Ellbogen nach hinten herausstehen und nicht zur Seite gedreht sind.

Ihr Becken bleibt fest und unbewegt. Ihre Knie sind nach vorn gebeugt, auch wenn Ihnen diese Position zum Trainingsbeginn etwas schwerfällt. Schieben Sie nun mit aller Kraft mit der rechten Hand diagonal nach links, bis Unter- und Oberarm etwa einen 90°-Winkel bilden.

Danach drehen Sie die Handfläche wieder in Richtung Himmel und ziehen die Hand in die Ausgangsposition zurück. Beim Schieben atmen Sie aus, und beim Zurückziehen atmen Sie ein. Wiederholen Sie die Übung mindestens eine Minute lang. Ihr Gefühl entscheidet, wie lange Sie sie ausüben sollen.

Die Übungsanleitung sieht vor, dass Sie »mit aller Kraft schieben«. Doch Muskelkraft allein reicht nicht aus. Setzen Sie Ihre mentale Stärke ein, und stellen Sie sich vor, dass Sie etwas Schweres von sich wegschieben. Ich schiebe beispielsweise gerne Autos oder Schränke. Suchen Sie sich Ihren Fokus selbst aus, und setzen Sie sich dabei keine Grenzen. Viele Kursteilnehmer schieben das Problem des Tages oder der Woche. Wieso nicht?

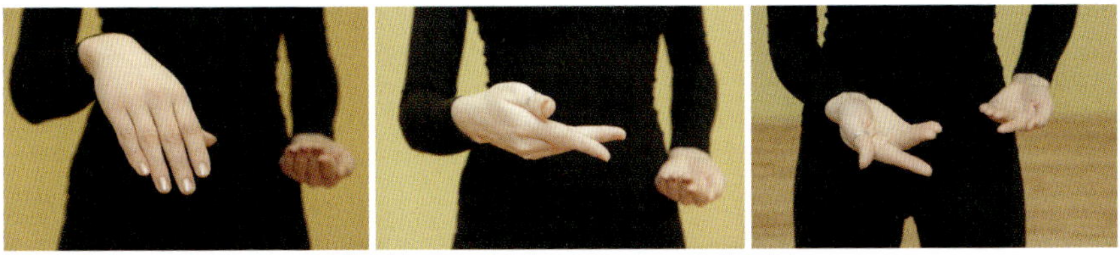

Diese Übung stärkt das Nieren-Qi und den Lenden-Kreuzbein-Bereich. Beenden Sie die Übung mit der Rückführung des Qi in den Bauchraum (siehe dazu die Übung »Den Körper drehen und den Mond anschauen«).

Entspannung

Reduzieren Sie äußere Einflüsse

Sie empfangen Stress über Ihre Sinne, dabei vor allem über die Augen und die Ohren. Viel mehr als das Riechen, Schmecken oder Fühlen dienen diese der Aufnahme von Informationen. Da der heutige Alltag sehr schnelllebig ist und jeder Tag eine neue Informationsflut mit sich bringt, sind die Sinnesorgane oft überlastet und ermüden früher als noch vor 50 Jahren. Wenn Sie nichts mehr sehen wollen und sich denken »ich kann das nicht mehr hören«, dann sind Ihre Augen und Ohren überfordert, und Ihr Organismus signalisiert Ihnen, dass er keine weiteren Informationen aufnehmen oder verarbeiten kann.

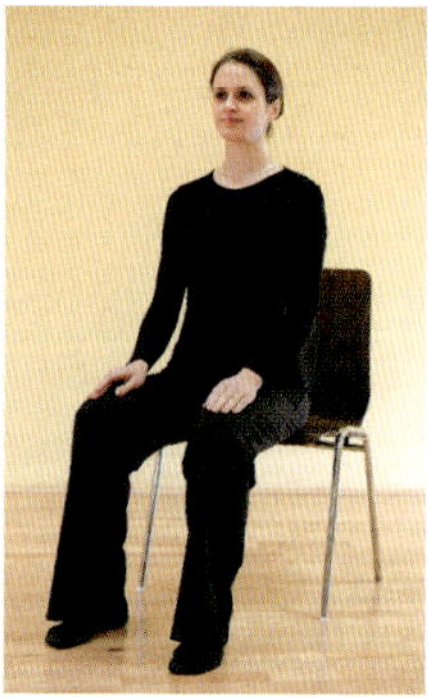

Diese Übung lässt sich am besten im Sitzen oder Liegen ausführen. Setzen Sie sich mit den Sitzhöckern auf die Vorderkante des Stuhles. Legen Sie die Hände locker auf die Knie, und richten Sie Ihren Rücken auf. Stellen Sie sich vor, dass Ihr Kopf an seinem höchsten Punkt ganz sanft nach oben gezogen wird. Das ist die Grundhaltung für alle Übungen, die Sie im Sitzen durchführen.

Für jedes Entspannungstraining gilt, dass Sie sich einen sanften Einstieg wählen. Schalten Sie Ihr »Stresslicht« wie mit einem Dimmer aus, schließen Sie Ihre Augen, und beobachten Sie die Atmung. Wie strömt die Atemluft in Ihren Körper, durch die Nase und den Mund? Beobachten Sie einfach nur und bewerten oder verändern Sie nichts. Stellen Sie fest, wie warm der eingeatmete Sauerstoff und wie hoch die Lufttemperatur beim Ausatmen ist. Konzentrieren Sie sich auf den Brustkorb, und sehen Sie, welche Körperteile im oberen, unteren und in den seitlichen Bereichen beim Ein- und Ausatmen sich bewegen. Wie hoch hebt sich der Brustkorb beim Einatmen? Richten Sie nun Ihre Aufmerksamkeit auf den Bauch. Wie stark bewegt er sich und hebt und senkt sich die Bauchdecke beim Atmen?

Nach diesem Einstieg beginnen Sie nun mit der eigentlichen Übung. Konzentrieren Sie sich ganz auf Ihre Ohren. Nehmen Sie ihre Größe von der Spitze bis zum Ohrläppchen wahr. Betrachten Sie mit Ihrem inneren Auge die Ohrform. Selbst bei Menschen, die nicht von Tinnitus betroffen sind, entstehen in solch ruhigen Momenten Ohrgeräusche. Ignorieren Sie sie, und schenken Sie ihnen keine Aufmerksamkeit. Denken Sie an den Leitsatz: »Nicht jetzt – später!«

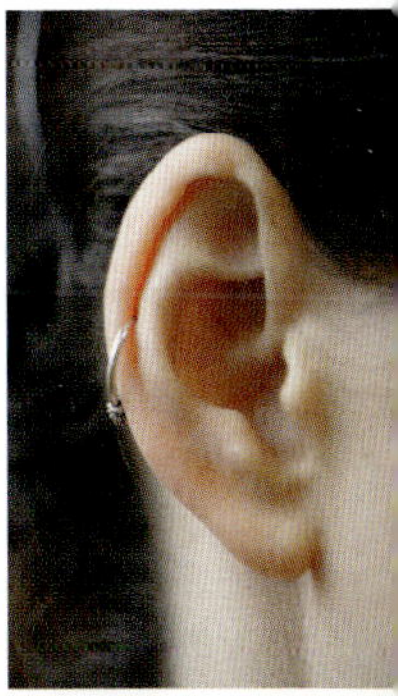

Beginnen Sie, lautlos folgende Worte zu sprechen. Beim Einatmen sagen Sie »nicht«, bei Ausatmen »hören«. Wiederholen Sie »nicht hören« für etwa ein bis zwei Minuten, und bleiben Sie mit Ihrer Konzentration bei den Ohren.

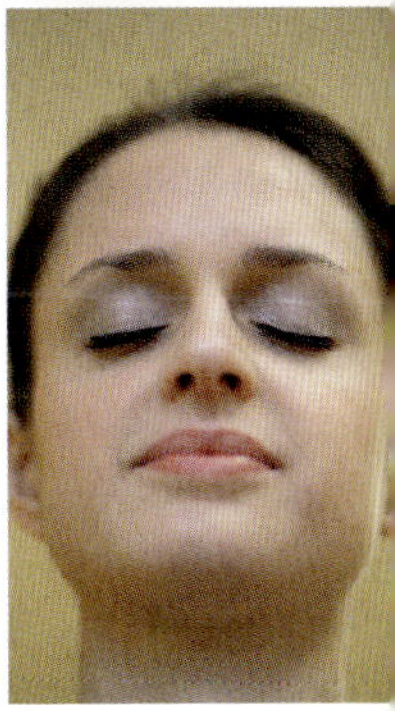

Wechseln Sie nun mit Ihrer Aufmerksamkeit in eine andere Körperregion, zu den Augen. Nehmen Sie wieder die Form und die Größe Ihrer Augen bewusst wahr. All Ihre Gefühle und Gedanken sind bei Ihren Augen. Wenn Sie dieses Meditationsziel erreicht haben, beginnen Sie wieder, lautlos zu sprechen. Beim Einatmen sagen Sie »nicht«, beim Ausatmen »sehen«. Wiederholen Sie diese Worte wieder für ein bis zwei Minuten, und lassen Sie keine Störung zu.

Zum Abschluss der Übung konzentrieren Sie sich ganz auf Ihren Bauchraum. Sie können gern die Hände übereinander auf den Bauchnabel legen. Die Ellbogen liegen dabei locker am Körper. Spüren Sie Ihren Bauchraum, und fühlen Sie die Weite und den Raum, den jeder Atemzug hinterlässt. Zur Unterstützung stellen Sie sich einen strahlend blauen Himmel vor, der Ihren gesamten Bauchraum erfüllt. Wenn Ihnen das gelungen ist, beobachten Sie eine kleine Wolke, die am Himmel schwebt.

So sanft wie der Einstieg in diese Übung erfolgt ist, so langsam soll sie auch ausklingen. Die Konzentration auf den Bauchraum führt die Energie in das untere Energiezentrum zurück.

Akupressur und Selbstmassage

Wenn Sie Ihre Einstellung zum Leben und auch Ihre Gemütsverfassung ändern, verbessern Sie gleichzeitig die Chance, schwanger zu werden. Solange Sie selbst Zweifel haben, wird es schwierig sein, ein Kind zu empfangen. Wenn Sie sich entschieden haben und Ihren Wunsch voll unterstützen, können Ihnen die folgenden Akupunkturpunkte dabei helfen, Ihren Wunsch Wirklichkeit werden zu lassen.

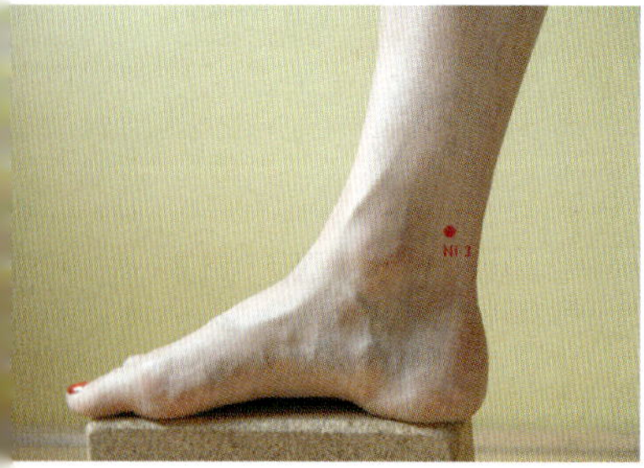

- Niere (Ni) 3, »Taixi« – Denken Sie sich an der Innenseite des Beines eine Linie zwischen dem Fußknöchel und der Achillessehne. Der Punkt »Taixi« liegt auf der Mitte dieser Linie. An diesem Punkt können Sie das Ur-Qi erreichen. Eine Stimulation des Punktes wirkt bei beiden Geschlechtern positiv auf die Fruchtbarkeit. Er wird bei der Behandlung von stechenden Schmerzen im Unterleib oder Menstruationsstörungen, Diabetes, Asthma oder Tinnitus genutzt.

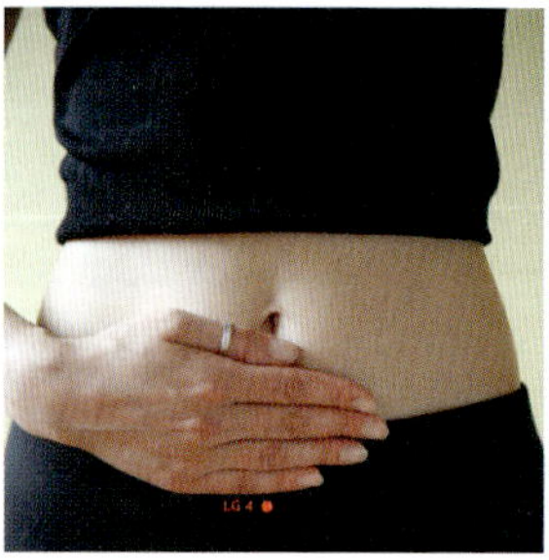

- Konzeptionsgefäß (KG) 3, »Zhongji« – Dieser Punkt liegt etwa eine Handbreit unterhalb des Bauchnabels. Er hat eine regulierende Wirkung und unterstützt das Nieren-Qi. Gynäkologische Störungen jeder Art, Menstruationsstörungen, Schmerzen im Genitalbereich, Blutungen nach der Geburt, stechende Unterleibsschmerzen, aber auch Nervosität, Schlaflosigkeit, Schwindelgefühlen, Reizbarkeit oder Impotenz können durch eine Stimulation des »Zhongji« gelindert werden.

Qigong-Nierenmassage

Zu Beginn jeden Tages sollten Sie sich eine Qigong-Nierenmassage gönnen. Die Qigong-Massage vereinigt die Säulen des Qigong: Bewegung, Atmung und Meditation. Die Übung ist leicht auszuführen, erfordert nicht viel Zeit und lässt sich daher sehr gut in den Alltag integrieren.

Stehen Sie so, dass Ihre Füße parallel zueinander sind und sich auf Schulterbreite befinden. Sie können auch aufrecht auf einem Stuhl oder im Schneidersitz sitzen. Legen Sie die Hände vor der Brust aneinander.

Reiben Sie kräftig Ihre Hände, führen Sie sie nach hinten auf den Rücken, und reiben Sie dort Ihre Nieren links und rechts der Wirbelsäule. Dies ist die Qigong-Säule, die Bewegung.

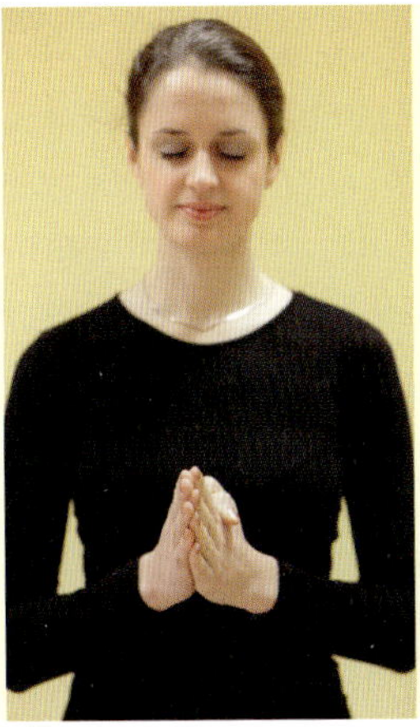

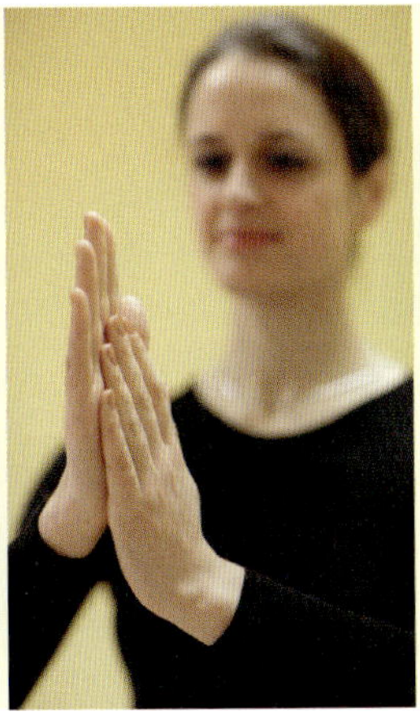

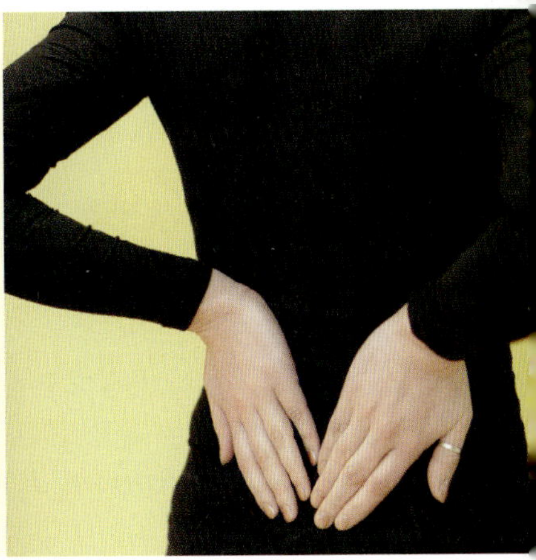

Legen Sie wieder die Hände aneinander, und spüren Sie Ihre Handtemperatur. Beginnen Sie, Ihre Hände kräftig zu reiben, und fühlen Sie, wie Ihre Handflächen heiß werden. Führen Sie die Hände auf den Rücken, und konzentrieren Sie sich auf die Wärme, die von Ihren Händen an die Nieren abgegeben wird. Konzentrieren Sie Ihre Gedanken auf diese Bewegung. Dies ist die zweite Qigong-Säule, die Meditation.

Bringen Sie die Hände wieder vor den Körper, und legen Sie sie aneinander. Konzentrieren Sie sich auf die Temperatur in den Händen, und atmen Sie ganz bewusst aus. Beim nächsten Einatmen reiben Sie wieder kräftig Ihre Hände und spüren der deutlichen Erwärmung nach. Wenn Sie eingeatmet haben, halten Sie den Atem an und führen die Hände zum Rücken. Dann reiben Sie kräftig Ihren Rücken, atmen aus und spüren die Erwärmung. Dies ist die dritte Qigong-Säule, die Atmung. Wiederholen Sie den Ablauf etwa sechs- bis achtmal,

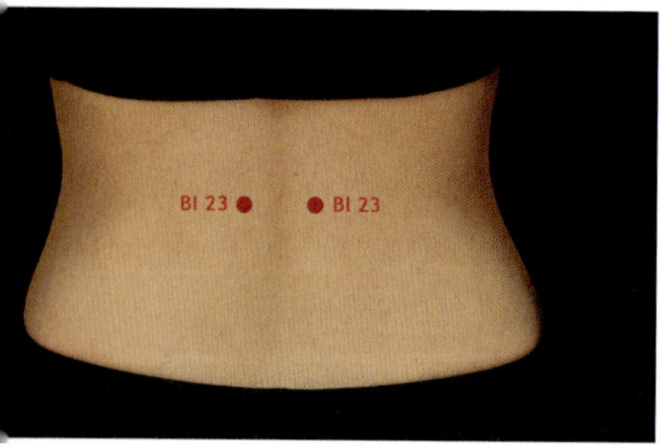

Ich empfehle Ihnen, diese Übung mehrmals täglich auszuführen. Durch die Massage aktivieren Sie die Shenshu-Punkte (Bl 23), die als »Einflusspunkte des Rückens für den Nierenfunktionskreis« gelten. Die Shenshu-Punkte liegen etwa zwei Fingerbreit seitlich der Wirbelsäule, etwa auf der Höhe des Bauchnabels.

Ernährung

Die TCM ist sich sicher: »Ernährung ist Medizin.« Aus diesem Grund wird jede Behandlung von einer Ernährungsumstellung, die dem vorliegenden, gesundheitlichen Problem angepasst ist, begleitet. Losgelöst vom Genussprinzip sind die Nahrungsmittel vor allem Energieträger, deren Eigenschaften beim Wachstum geprägt wurden. Kontrolliert und richtig dosiert, besitzen Lebensmittel nicht nur eine gesund erhaltende Wirkung, sie können auch Heilungsprozesse unterstützen. Mit einer »Diät« (griech. »díaita« bedeutet »der richtigen Ernährung entsprechend« oder auch »mäßig«) lässt sich ein inneres Ungleichgewicht wieder in die Balance bringen.

Nierenfunktionskreis

Jedem Kreis wird eine Geschmacksrichtung zugeordnet. Bei der Niere ist das der salzige Geschmack, zudem das Element Wasser, das Zeichen des Yin und der Energiecharakter Kälte. Aus diesen Grundsätzen leitet sich ab, dass sich Nahrungsmittel mit einem salzigen Geschmack und überwiegend warme Getränke förderlich auf das Nieren-Qi auswirken. Die folgenden Lebensmittel erfüllen diese Vorgaben und haben eine besondere Wirkung auf den Nierenfunktionskreis.

Fleisch, Geflügel, Fisch:

- Rindfleisch (ein Nahrungsmittel mit »heißem« Charakter, aber es belebt das Blut und wirkt allgemein stärkend beim Auftreten von Schwäche)
- Hähnchenfleisch, Putenfleisch (stärkt die Nierenkraft, kräftigt das Blut und neutralisiert Giftstoffe)
- Schweinefleisch (stärkt die Funktionskreise »Niere« und »Leber« und sorgt für ausreichend innere Feuchtigkeit)
- Wachteln (stärken alle Funktionskreise)
- fetter Fisch wie Aal, geräucherter Schellfisch, Hering, Makrele, Sardine, Thunfisch und Forelle (kräftigen bei sogenannten Kälte- und Leeresymptomen den Funktionskreis »Niere«)
- Krabben und Hammelfleisch (fördern allgemein das Yang im Körper)

Gemüse, Getreide, Kräuter:

- Alle Kohlarten (stärken die Niere)
- Fenchel (wärmt die »Niere«)
- Dill und Lauch (fördern das Nieren-Qi, Dill lindert zudem Bauchschmerzen und hilft, Giftstoffe zu beseitigen)
- Sellerie und Petersilie (unterstützen zusätzlich die Funktion von Milz und Magen)

- Knoblauch (stärkt das Yang im Körper; bei allen Wärmesymptomen, also fieberhaften Erkrankungen, sollte er vermieden werden)
- Zitronenkraut und Eisenkraut

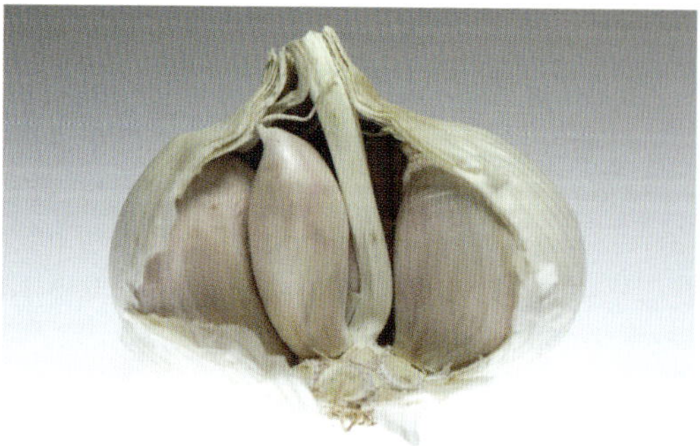

Obst:
- Ananas, Banane, Kiwi, Wassermelone und Grapefruit

Verschiedenes:
- Salz ist die Geschmacksrichtung des Nierenfunktionskreises
- Sojasoße wirkt entgiftend
- Eier, Milchprodukte: Diese sollten während der Diät weitestgehend vermieden werden!

Als Beilage eignen sich alle weitgehend neutralen Speisen wie Reis, Kartoffeln, Nudeln, Hirse und Couscous.

Sie sehen, dass man bei dieser Diätform wirklich nicht hungert, denn die Auswahl an Lebensmitteln ist recht groß. Probieren Sie es einfach einmal aus, Sie werden sehen, wie gut »Medizin« schmecken kann.

Die Schwangerschaft

Das Wort »schwanger« schmeichelt einer Frau in seiner eigentlichen Bedeutung nicht gerade. Es ist aus dem Althochdeutschen abgeleitet und bedeutet »schwer« oder auch »schwerfällig«. Der Zustand der Schwangeren wird damit zwar durchaus beschreibt, aber es ist nicht besonders charmant. Die meisten Frauen erfahren in dieser Zeit, dass sie von dem Partner und dem Umfeld besonders pfleglich behandelt werden. Dieser schonende Umgang scheint den Menschen in die Wiege gelegt worden zu sein.

Häufig kommt es allerdings auch zu starkem psychischen Druck, wenn z. B. etwas Unmögliches von der Mutter verlangt wird. Sobald Sie erkennen, dass Sie sich mit einer starken Anspannung belasten, reagieren Sie umgehend, und ziehen Sie Ihre Grenzen. Befreien Sie sich von unnötigem Druck, und belasten Sie sich nicht mit unerfüllbarem Wunschdenken. Die Schwangerschaft versetzt den weiblichen Organismus in einen Ausnahmezustand, der 40 Wochen andauert. Der Körper der Frau sorgt während dieser Zeit nicht nur für sich, sondern auch für einen weiteren Menschen. Ich möchte Ihnen die Entwicklung von Mutter und Kind beschreiben, damit Sie die Schwangerschaft als natürlichen Vorgang anerkennen und keine unnötigen Ängste aufbauen.

Schwangerschaftsverlauf aus Sicht von Mutter und Kind

In den ersten vier Wochen nach der Befruchtung der Eizelle entsteht der Embryo. Er entwickelt sich aus der sogenannten Blastozyste, die sich in der Gebärmutter eingenistet und in Plazenta und Embryo geteilt hat. Die Verbindung zwischen Ihnen und Ihrem Kind bildet die Nabelschnur.

Der weibliche Körper beginnt nun, sich den Veränderungen anzupassen. Diese Umstellung wird häufig mit Symptomen von Übelkeit, Erbrechen, aber auch von

Heißhungerattacken begleitet. Zudem werden Ihre Brüste sensibler. In der fünften bis achten Schwangerschaftswoche setzen auch leichte psychische Veränderung ein. Ihre Stimmung kann von »Himmelhoch jauchzend bis zu Tode betrübt« wechseln. Der Embryo wächst im Mutterleib. In der fünften Woche ist Ihr Kind gerade einmal sechs Millimeter groß, bis zur achten Woche hat es seine Größe vervierfacht, auf 25 Millimeter. In diesem Zeitraum werden auch die Körperteile, z. B. die Wirbelsäule, die Arme und Beine bis hin zu den Fingern und Zehen und auch der Kopf, angelegt. Bereits in dieser frühen Phase der Schwangerschaft prägen sich die Gesichtszüge Ihres Kindes.

Zwischen der neunten und der zwölften Schwangerschaftswoche sichert Ihr Körper die Versorgung Ihres Kindes. Normalerweise hat ein Frauenkörper fünf Liter Blut, in der Schwangerschaft sind es sechseinhalb Liter. Ihr Herz wird also stärker belastet, weil es schneller schlägt. Aus diesem Grund sind viele Schwangere schneller erschöpft, obwohl die Schwangerschaft von außen noch nicht zu sehen ist. Durch den Einfluss von Hormonen erweitern sich die Blutgefäße. Manche Frauen bekommen plötzlich Nasenbluten oder das Zahnfleisch neigt zu Blutungen. Zudem haben Schwangere einen verstärkten Harndrang, der durch das Hormon Progesteron ausgelöst und durch den ständigen Austausch des Fruchtwassers verstärkt wird. Dieser Botenstoff sorgt im Körper für die Entspannung und die Lockerung der Muskulatur. Bei Ihrem Nachwuchs bilden sich die Finger und Zehen weiter aus, auch die Nase, die Ohrmuscheln, die Netzhaut und die Augenlider entwickeln sich. Das kleine Herz Ihres Kindes schlägt bereits auf Hochtouren. Diese Schläge können mit Ultraschall hörbar gemacht werden. Am Ende des dritten Monats wird aus dem Embryo ein Fötus.

Im vierten Monat stabilisiert sich Ihr Organismus, und die Übelkeit lässt nach oder sie verschwindet vollkommen. In dieser Phase kann es zu Wasseransammlungen in Armen und Beinen kommen. Durch die Dehnung des Bauches treten Schwangerschaftsstreifen auf. Ihr Kind ist zwischen der 13. und der 16. Woche in der ersten Lernphase seines Lebens. Es macht die ersten Bewegungen und es trinkt Fruchtwasser. So übt es das Saugen und das Schlucken. Außerdem atmet Ihr

Kind, indem es das Zwerchfell bewegt und Schluckauf bekommt. Es schließt zum ersten Mal die Augen, weil die Augenlieder voll ausgebildet sind. Auch die Genitalien bilden sich aus. Von der Plazenta erhält Ihr Kind weiterhin alle notwendigen Nährstoffe. Ihr Kind ist deutlich gewachsen und mittlerweile etwa 15 Zentimeter groß. Der Kopf hat nun schon einen Durchmesser von dreieinhalb Zentimetern.

Zwischen der 17. und der 20. Woche Ihrer Schwangerschaft geht es etwas ruhiger zu. Sie können nun die Bewegungen Ihres Kindes spüren. Im fünften Monat können Sie durch Rückenschmerzen beeinträchtigt werden. Sie haben erheblich mehr Körpergewicht als zu Beginn der Schwangerschaft. Auch Krämpfe in den Beinen sind keine Seltenheit. Ihr Kind befindet sich noch immer in einer wichtigen Lernphase. Ihre Ruhe und Ausgeglichenheit sind nun sehr wichtig, da Ihr Kind auf Geräusche reagiert und so seine Sinne schult.

Die Bewegungen Ihres Kindes haben Sie im fünften Monat als leichtes Kribbeln wahrgenommen, einen Monat später sind sie deutlich spürbar. In dieser Zeit vergrößern sich die Brüste. Die ersten Geburtsvorbereitungen setzen ein. Ihr Kind wird von der sogenannten Käseschmiere überzogen, die es bei der Geburt schützt. Ihr Kind ist nun 25 Zentimeter groß und ein halbes Kilo schwer. Die ersten Haare sprießen und die Knochen verfestigen sich.

Für sie kann es ab dem siebten Monat wieder unangenehmer werden. Ihr Kind ist nun so groß, dass es auf den Verdauungstrakt und auf die Lunge drückt. Aus diesem Grund können Sie unter Kurzatmigkeit und Hämorrhoiden leiden. Auch Ausbildung von Ödemen, den Wasseransammlungen in Armen und Beinen, kommt häufiger vor. Bei Ihrem Nachwuchs geschieht nicht sehr viel. Es wächst weiter und öffnet zum ersten Mal in seinem Leben die Augen. Wenn Ihr Kind in der 28. Woche auf die Welt kommen würde, hätte es bereits eine sehr gute Überlebenschance.

Im achten Monat wächst die Gebärmutter weiter und verdrängt die Bauchorgane. Ihr Kind misst nun etwa 40 Zentimeter und wiegt zwei Kilogramm. Ihr Körper bereitet sich mit ersten, aber schmerzlosen Kontraktionen auf die Geburt vor. Das Fruchtwasser, das Ihr Kind schützt, indem es Stöße abfängt, drückt unter anderem auf die Blase. Es kann zu einer Blasenschwäche kommen. Weil Ihr Kind über das Fruchtwasser ernährt wird, tauscht Ihr Körper das Fruchtwasser alle drei Stunden vollständig aus. Fast alle Organe Ihres Kindes sind vollständig entwickelt. Bis auf die Lungen ist Ihr Kind schon bereit, auf die Welt zu kommen.

Im neunten Monat senkt sich Ihr Kind. Sie können wieder leichter atmen, da der Druck auf die Lungen nachgelassen hat. Auch die Lungen Ihres Kindes sind nun vollständig ausgebildet. In den meisten Fällen liegen die Kinder bereits in der richtigen Geburtsposition, mit dem Kopf nach unten.

Zwischen der 37. und der 40. Woche können die Geburtswehen jederzeit einsetzen. Sie merken den Beginn des Geburtsvorgangs durch eine Zunahme der Wehen. Ihr Kind legt in dieser Zeit noch einmal kräftig an Gewicht zu und wird das Licht der Welt mit einem Gewicht zwischen 2900 und 3900 Gramm erblicken. Mit einer letzten großen Anstrengung Ihres Körpers findet der Ausnahmezustand, in dem Sie sich vierzig Wochen lang befunden haben, sein glückliches Ende.

Die Prägung Ihres Kindes

Die Zeit der Schwangerschaft prägt Ihr Kind und beeinflusst sein gesamtes Leben. Das Ausbrechen spezieller Erkrankungen bestimmt nicht nur die genetische Veranlagung. Der Einfluss der Mutter während der Schwangerschaft ist größer als von der Wissenschaft vermutet. Ihr Verhalten kann die Lebensqualität des Kindes langfristig beeinträchtigen oder verbessern.

Es ist wichtig, ein Kind wirklich zehn Mondmonate lang auszutragen. Wissenschaftliche Untersuchungen haben ergeben, dass Frühgeborene z. B. ein dreifach erhöhtes Risiko zur Übergewichtigkeit oder zu Herz-Kreislauf-Erkrankungen haben. Ihnen fehlt die vollkommene Entwicklung der Leber im Mutterleib. Sie haben Schwierigkeiten, die Cholesterinwerte auf einem gesunden Maß zu halten. Die Folgen dieser Entwicklung zeigen sich nicht nur in den ersten Lebensjahren des Kindes, sondern die Probleme begleiten den Menschen ein Leben lang. Kinder, die mit einem Gewicht von weniger als 1500 Gramm geboren werden, haben doppelt so häufig Lese- und Schreibprobleme als Kinder, die ein deutlich höheres Geburtsgewicht hatten. Außerdem hängt auch der Intelligenzquotient mit dem Geburtsgewicht zusammen. Je geringer das Geburtsgewicht ist, desto geringer ist auch der IQ eines Menschen.

Jedes vierte Kind einer Mutter, die während der Schwangerschaft starkem Stress ausgesetzt war, neigt zur Hyperaktivität. Durchlebt die Mutter in der Schwangerschaft Phasen von starkem Stress, Ängstlichkeit oder Depressionen, entwickelt sich das zentrale Nervensystem des Kindes nur eingeschränkt. Dies kann sich in Verhaltensauffälligkeiten wie Antriebslosigkeit und motorischen Störungen zeigen.

Auch depressive Verstimmungen können durch ein Fehlverhalten in der Schwangerschaft begünstigt werden. Wenn eine Schwangere zu wenig isst oder während der Schwangerschaft eine Diät einhält, hat ihr Kind eine 30 Prozent höhere Wahrscheinlichkeit, an einer Depression zu erkranken.

Auch der Mangel an tierischem Eiweiß kann sich ungünstig auf das Kind auswirken. Die Wahrscheinlichkeit des Kindes, an zu hohem Blutdruck zu leiden, erhöht sich beim Verzicht der Mutter auf Fleisch und Fisch.

Beim Genuss von Alkohol oder Nikotin nimmt das Blut der Schwangeren nicht mehr ausreichend Sauerstoff und Nährstoffe auf. Da das Kind von dem Blut der Schwangeren abhängig ist, kann das Verhalten der Mutter gravierende Folgen, wie Hyperaktivität, eine Lernschwäche oder eine verminderte Konzentrationsfähigkeit, für das Kind haben.[23]

Das Verhalten der Schwangeren prägt das Kind bereits im Mutterleib. Doch auch die inneren Einflüsse, die Emotionen, Stimmungen und Stresssituationen, denen die werdende Mutter ausgesetzt ist, wirken sich auf das Kind aus. Diese Einflüsse können Sie mehr oder weniger steuern. Werdende Mütter, die selbst stressanfäl-

23 Vgl. Daniele Palu: Die Charakterschmiede. In: Welt der Wunder. Nr. 1/2008, Seite 31f.

lig sind, sich leicht unter Druck setzen lassen oder sich selbst gegenüber Druck erzeugen, geben diesen Stress an ihr Kind weiter. Die Plazenta ist zwar gut, aber eben nicht vollkommen gegen Stress geschützt. Dringen die Stresshormone in den Organismus des Ungeborenen ein, kann dies eine spätere Depressionen oder eine Erkrankung an Diabetes begünstigen. Aber es gibt auch Bereiche, die sich der Kontrolle der Schwangeren entziehen. Dies können z. B. der Tod naher Verwandter oder eine komplizierte Geburt sein.

Die energetische Betrachtung der Schwangerschaft

Eine Schwangerschaft ist keine Krankheit. In der chinesischen Medizin unterteilt man die Schwangerschaft in zwei Phasen. Die »Leber« speichert das Blut. Aus diesem Grund ist eine uneingeschränkte Leistungsfähigkeit dieses Funktionskreises besonders für Frauen wichtig. Ein Blutmangel oder ein Blutstau können für vielfältige Beschwerden sorgen.

In der chinesischen Auffassung dauert die erste Phase einer Schwangerschaft vom ersten bis zum fünften Monat. Besonders im ersten Monat versorgt die »Leber« den Embryo, damit er die Grundanlagen ausbilden kann. Das Blut sorgt für ein gesundes Wachstum und die günstige Entwicklung des Kindes. In dieser Zeit wird die Funktion der »Leber« stabilisiert.

Die zweite Phase einer Schwangerschaft beginnt ab dem sechsten Monat und dauert bis zur Geburt. Der weibliche Organismus wird in dieser Zeit stark beansprucht. Die Konstitution der Schwangeren sollte gestärkt werden. Dies geschieht über den Nieren-Meridian und den Milz-Meridian.

Während der gesamten Schwangerschaft sind vier Meridiane besonders aktiv. Sie steuern z. B. die Bewegung des Blutes durch das Herz oder kontrollieren die Gefäße, in denen das Blut zirkuliert. Der Dünndarm-Meridian steuert die Milchproduktion.

Das Konzeptionsgefäß und das Lenkergefäß haben mehrere Aufgaben. Das Konzeptionsgefäß, das auf der Vorderseite des Körpers verläuft, wird auch als

»das Meer des Yin« bezeichnet. Das Lenkergefäß auf der Rückseite des Körpers kontrolliert das Yang. Während der Schwangerschaft und der Entwicklung des Kindes wird die Schwangere energetisch gesehen männlicher. Normalerweise verfügen Frauen über mehr Energie als Männer. Durch die Regelblutungen hat eine Frau aber weniger Blut als ein Mann. Da die Blutungen in der Schwangerschaft nicht eintreten, steigt der »Blutpegel« der Frau. Die beiden außergewöhnlichen Meridiane haben in dieser Zeit einen Energieüberschuss. Der Milz-Meridian gleicht dieses unharmonische Verhältnis aus. Das »Herz« bewegt das Blut und kontrolliert die Gefäße, die »Milz« aber kontrolliert das Blut. Ist dieser Meridian geschwächt, kann es zu unerwünschten Blutungen während der Schwangerschaft kommen.[24]

Eigentherapie während der Schwangerschaft

Qigong

Die folgenden Übungen, die sich im Sitzen ausführen lassen, sind zur Begleitung der Schwangerschaft besonders gut geeignet. Sie haben einen harmonisierenden Einfluss auf den Körper. Zudem sorgen sie für eine intensive Atmung und somit für eine gute Sauerstoffzufuhr. Sie wirken beruhigend auf das vegetative Nervensystem und stärken das Wohlbefinden der werdenden Mutter. Viel meiner Kursteilnehmerinnen trainieren diese Übungen noch eine Woche vor der Geburt ihrer Kinder.

Eine Variante dieser Übungen als Übungen im Stehen finden Sie auf folgenden Seiten: »Das innere Qi beruhigen« (siehe S. 111ff.), »Den Atem fließen lassen« (siehe S. 107f.), »Die Brust weiten« (siehe S. 108f.) und »Die Arme schwenken« (siehe S. 110ff.).

24 Vgl. dazu ein Beitrag über die Ernährung in der Schwangerschaft von Helmut Magel auf der website www.naturheilkunde-online.de/naturheilkunde/fachartikel/schwangerschaft.html.

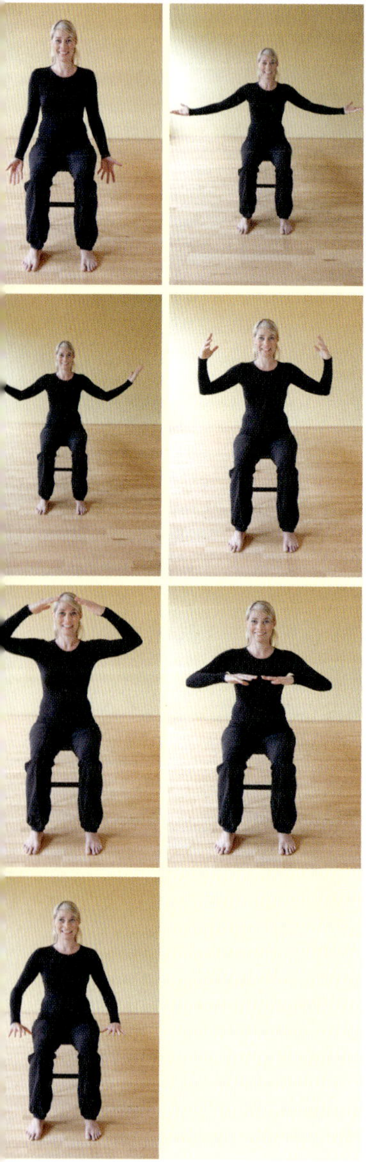

Das innere Qi beruhigen – sitzend

Die Sitzposition ähnelt dem Stand. Die Füße sind parallel zueinander und befinden sich etwa auf Schulterbreite. Die Arme hängen locker nach unten, Ihre Hände sind ganz entspannt. Setzten Sie sich möglichst weit nach vorn.

Konzentrieren Sie sich auf Ihren Bauch. Beobachten Sie die Atmung, und versuchen Sie, die Bauchdecke in Ihrem sanften Atemrhythmus zu bewegen. Drehen Sie nun langsam die Handflächen nach vorn, und heben Sie die Arme seitlich nach oben, bis zur Höhe der Schultern. Wenden Sie nun in einem fließenden Bewegungsablauf die Handflächen in Richtung Erde, sodass die Fingerspitzen zueinander zeigen. Führen Sie sie langsam zusammen, sie sollten sich aber nicht berühren. Nun beginnen Sie die Abwärtsbewegung der Hände etwas zwei Handbreit vor dem Körper. Führen Sie die Hände an den Oberschenkeln vorbei, bis die Arme wieder locker gestreckt nach unten zeigen. Während der Aufwärtsbewegung atmen Sie langsam, sanft und lautlos ein, bei der Abwärtsbewegung atmen Sie in der gleichen Weise aus. Ihr Bewegungstempo richtet sich dabei nach Ihrem Atemrhythmus.

Rufen Sie nun mit der Vorstellung die gespeicherten Informationen ab, die den Energiefluss antreiben. Stellen Sie sich vor, dass Sie in einem See stehen und die Hände aufs Wasser legen. Während der Körperbewegungen führen Sie sie dann im Wasser hin und her. Sie spüren dabei die sanfte Kraft des Wassers, das gegen Ihre Hände drückt. Sie werden das Gefühl haben,

Ihre Hände tatsächlich im Wasser zu bewegen oder eine angenehme Wärme und innere Bewegung in den Händen spüren. Wiederholen Sie diesen Bewegungsablauf etwa zehn Mal.

Die folgenden Übungen können als kleine Übungsreihe praktiziert werden. Sie bilden den Auftakt zu einem Übungssystem, das die »18 Übungen des Taiji-Qigong« heißt, und sprechen zuerst das untere, dann das mittlere und zuletzt das obere Energiezentrum an.

Den Atem fließen lassen – sitzend

Diese Übung verbindet die Körperbewegung mit der Atmung. Stimmen Sie sich auch vor dieser Übung wieder mental ein. Nehmen Sie die Ausgangsposition im Sitzen ein, und beobachten Sie mit geschlossenen Augen, wie der Atem in Ihren Körper strömt. Strömt er durch den Mund oder die Nase ein? Spüren Sie die verschiedenen Temperaturen der Atemluft. Beobachten Sie nun Ihren Brustkorb und seine Bewegungen beim Ein- und Ausatmen. Nehmen Sie Ihren Körper bei einem alltäglichen Lebensvorgang meditativ wahr. Konzentrieren Sie sich nun auf den Bauch und seine Bewegungen.

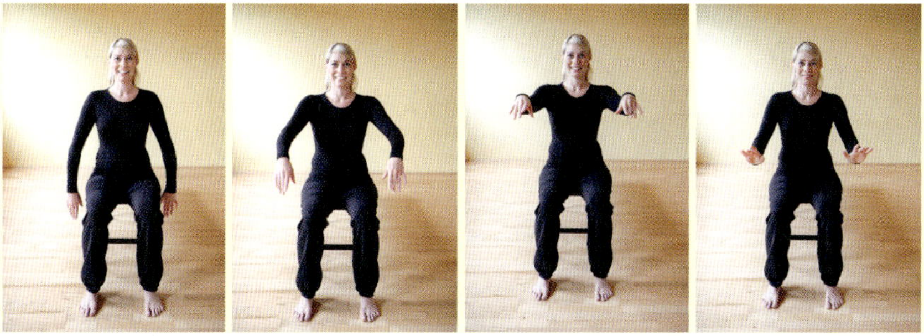

Lassen Sie die Arme locker nach unten hängen. Heben Sie die leicht gebeugten Arme vor dem Körper hoch, bis die Hände sich auf Höhe der Schultern befinden. Führen Sie sie nun wieder langsam in die Ausgangsposition zurück. Beim Heben der Arme atmen Sie sanft ein, beim Senken der Arme atmen Sie aus. In Ihrer Vorstellung sind Ihre Hände leichter als Luft. In der Aufwärtsbewegung zeigen die Fingerspitzen zur Erde, in der Abwärtsbewegung steigen sie leicht in Richtung Himmel. Stellen Sie sich während der Übung vor, dass Sie sich im Wasser bewegen. Spüren Sie den sanften Gegendruck, den das Wasser auf Ihre Bewegung ausübt. Der meditative Aspekt und die entspannte Haltung des Körpers begünstigen den Energiefluss.

Die Brust weiten – sitzend

Diese Übung aktiviert Ihr mittleres Energiezentrum, das im Bereich des Solarplexus liegt und dem Herzen sehr nah ist. Besonders bei sitzenden Tätigkeiten wird dieses Energiezentrum eingeengt und es verkrampft. Das bewusste Öffnen der Brust sorgt für eine große Erleichterung.

Lassen Sie die Arme locker nach unten hängen, und heben Sie sie anschließend bis zur Schulterhöhe an. Drehen Sie die Handflächen zueinander, und breiten Sie danach die Arme zu den Seiten aus. Öffnen Sie mit einer kleinen Bewegung aktiv den Brustkorb, überdehnen Sie ihn aber nicht. Anschließend bewegen Sie die Arme wieder zum Ausgangspunkt zurück. Verlängern Sie nun die Atemphasen, sie sollten doppelt so lang sein wie beim ersten Teil der Übung. Für Ihr Wohlbefinden ist es wichtig, dass Sie das Tempo der Bewegung Ihrem Atemrhythmus anpassen. Beim Heben der Arme und Öffnen des Brustkorbs atmen Sie ein, beim Senken der Arme und Schließen des Brustkorbs wieder aus. Richten Sie Ihre Konzentration ganz auf die Bewegung des Brustkorbs. Stellen Sie sich vor, wie sich

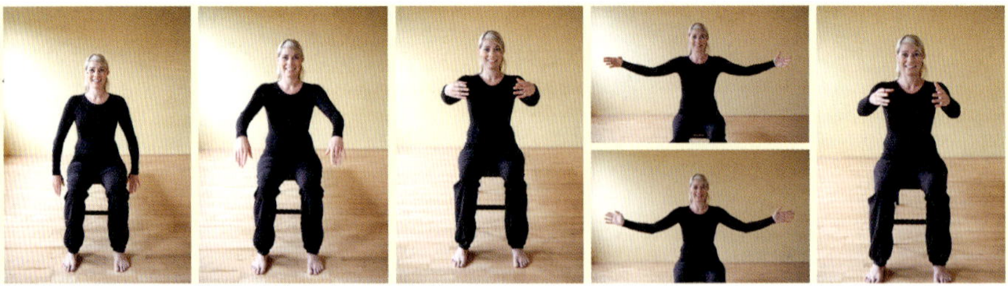

eine zweiflügelige Tür öffnet und schließt. Durch diese Tür entlassen Sie die verbrauchte Energie, und neue Energie kann eintreten.

Die Arme schwenken – sitzend

Die Übung spricht das obere Energiezentrum, den »Yingtang«, an. An dieser Stelle befindet sich auch der Zugang zum Bewusstsein. Wenn Sie eine Benommenheit verspüren, es Ihnen schwer fällt, klare Gedanken zu fassen, oder wenn Sie merken, dass Sie sich kaum konzentrieren können, rate ich Ihnen zu dieser Übung.

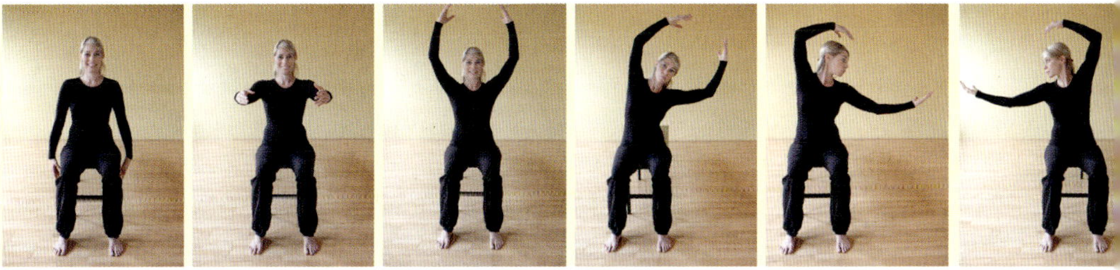

Heben Sie die leicht gebeugten Arme ganz nach oben zum Himmel, die Handflächen zeigen zueinander. Neigen Sie nun den Oberkörper nach links, bis eine deutliche Biegung und sanfte Dehnung der Seitenpartie erfolgt. Führen Sie den linken Arm locker gestreckt zur linken Seite, bis die Hand sich auf der Höhe der Schulter befindet. Ihr Blick geht über die Hand hinweg zur Seite. Der rechte Arm verharrt mit der Handfläche in Richtung Erde über den Kopf, die Hand sucht dabei den höchsten Punkt des Kopfes. Schwingen Sie nun zur anderen Seite. Denken und bewegen Sie sich dabei immer von unten nach oben, d. h., neigen Sie zuerst den Oberkörper, dehnen Sie dann sanft die Seitenpartie, bringen Sie danach den locker gestreckten Arm in Position, und spüren Sie anschließend Schluss den höchsten Punkt des Kopfes, den »Baihui«. Wiederholen Sie diese Übung mindestens sechs Mal.

Am Mittelpunkt der Handfläche befindet sich der »Laogong«. Er ist in dieser Übung als »Türöffner« tätig. Wenn Sie den Kontakt zwischen »Laogong« an Ihrer

Hand und dem »Baihui« auf Ihrem Kopf hergestellt haben, beginnen Sie die Gegenbewegung. Stellen Sie sich vor, dass zwischen beiden Punkten ein unsichtbares Band existiert. Entfernt sich die Hand vom Kopf, ziehen Sie an diesem Band, und das »Tor der Energie« auf dem Kopf öffnet sich. Es unterliegt nicht Ihrer Kontrolle, ob Energie ein- oder austritt, das übernimmt Ihr Körper für Sie.

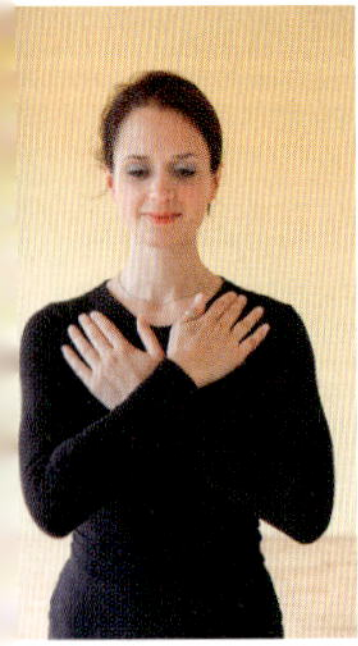

Das innere Qi beruhigen mit Organlächeln

Diese Übung können Sie im Stehen (siehe S. 111ff.) oder im Sitzen (siehe S. 156f.) machen. Beobachten Sie zuerst Ihre Atmung. Heben Sie die Arme seitlich nach oben. Auf der Höhe der Schultern lassen Sie langsam die Ellbogen nach unten sinken, und drehen Sie die Fingerspitzen zueinander. Führen Sie sie langsam zusammen, bis sie sich fast berühren, und atmen Sie sanft und ruhig ein. Nun beginnen Sie mit der Abwärtsbewegung. Atmen Sie dabei ruhig aus. Diese Bewegung führen Sie insgesamt sechs Mal aus. Anschließend legen Sie beide Hände auf die Brust und schenken Ihrer Lunge ein Lächeln.

Nach einer Minute wiederholen Sie die Übung wieder sechsmal, und legen die Hände danach auf die Nieren. Schenken Sie ihnen eine Minute lang ein Lächeln.

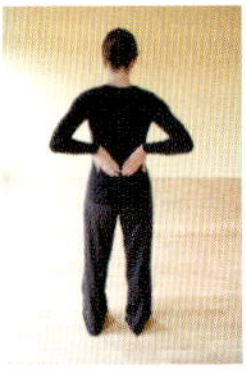

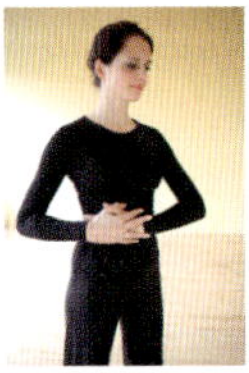

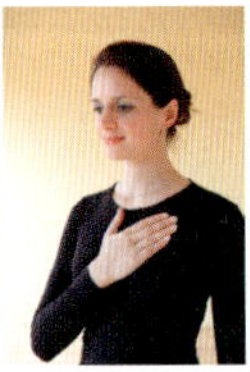

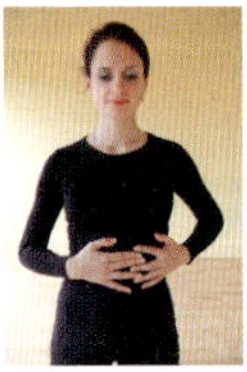

Machen Sie wieder sechsmal den Bewegungsablauf. Legen Sie danach die rechte Hand unter den Rippenbogen auf die Leber, und lächeln Sie. Nachdem Sie sechs weitere Male die Übung gemacht haben, legen Sie die Hände auf Ihr Herz und lächeln es an.

Wiederholen Sie die Übung sechs weitere Male, legen Sie danach die linke Hand unter den Rippenbogen und schenken Sie der Milz und dem Magen ein Lächeln.

Beenden Sie die Übung mit sechs Wiederholungen der Bewegung, legen Sie beide Hände auf den Bauchnabel und schenken Sie Ihrem Kind ein Lächeln. So konzentrieren Sie die Energie im unteren Energiezentrum, das Ihrem Kind besonders nahe ist.

Entspannung

Alle Atem- und Entspannungsmeditationen dieses Buches sind dazu geeignet, die Schwangerschaft zu begleiten. Die Übungsanleitungen zu vier Standardübungen finden Sie auf folgenden Seiten: »Das innere Lächeln« (siehe S. 115), »Selektive Entspannung« (siehe S. 116), »Die Energie im Körper zum Fließen bringen« (siehe S. 116ff.) und »Reduzieren sie äußere Einflüsse« (siehe S. 142f.).

Die weiche Methode des Atemanhaltens

Diese Übung praktiziere ich seit vielen Jahren in meinen Kursen und Workshops. Sie wirkt sehr intensiv und ist doch recht einfach zu erlernen. Nicht selten schlafen Teilnehmer in Abendkursen oder nach der Mittagspause dabei ein. Neben der Atmung und einer kleinen Bewegung arbeiten Sie mit der Kraft der Gedanken. Sie bedienen sich der lautlos gesprochenen Sätze und benutzen Worte, die der Organismus kennt. Er reagiert dann aufgrund der Lebenserfahrung entsprechend.

Führen Sie diese Übung im Liegen aus. Nachdem Sie zur Ruhe gekommen sind, beginnen Sie damit, Ihren Atemrhythmus zu verändern:

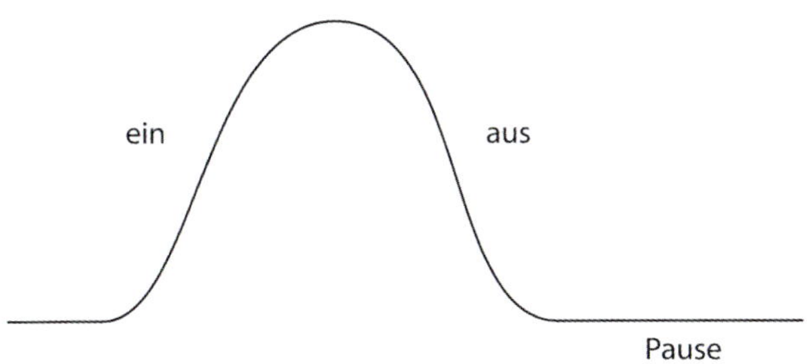

Das Ein- und Ausatmen erfolgt sanft, langsam und intensiv. Es ist wichtig, dass Sie sich während der Atempause wohlfühlen. Es geht also nicht darum, wer am längsten die Luft anhalten kann. Sie werden sehen, dass ein sofortiges Einatmen nach dem Ausatmen nicht nötig und auch nicht natürlich ist. Wiederholen Sie diesen Atemrhythmus einige Male.

Nun fügen Sie eine kleine Körperbewegung hinzu. Beim Einatmen berührt die Zunge den Gaumen, und beim Ausatmen kehrt sie wieder in die ursprüngliche Position zurück, in der Atempause bleibt sie unbewegt. Machen Sie einige Wiederholungen, damit Sie sich an die Bewegung gewöhnen.

Behalten Sie den Atemrhythmus und die Zungenbewegung bei, und heben Sie nun beim Einatmen die Bauchdecke an. Lassen Sie wieder alles locker, wenn Sie ausatmen, und bewegen Sie in der Atempause nicht den Bauch. Wiederholen Sie diesen Teil, bis Sie sich an die Bewegung gewöhnt haben.

Beginnen Sie nun mit einem lautlos gesprochenen Satz, den Sie im Rhythmus Ihres Atems sprechen. Atmen Sie ein, und sagen Sie dabei »Ich«. Atmen Sie aus, und sagen Sie »bin«. Während der Atempause sprechen Sie lautlos das Wort »ruhig«. Wiederholen Sie den Satz »Ich bin ruhig« etwa eine Minute lang.

Danach verlängern Sie ihn und sagen beim Einatmen »Ich«, beim Ausatmen »bin« und in der Atempause »ruhig und entspannt«. Üben Sie diese Worte wieder für einige Zeit, bevor Sie den Satz nochmals verlängern.

Sie atmen wieder ein und sagen »Ich«. Beim Ausatmen sagen Sie »bin«, und in der Atempause sagen Sie, noch immer lautlos, »ruhig, entspannt und fühle mich wohl«.

Lassen Sie sich nun zwei Minuten Zeit, damit die intensive Atmung und die Selbstsuggestion wirken können. Danach beenden Sie den Satz und sprechen dann nicht weiter. Die anderen Bestandteile der Übung, der Atemrhythmus, die Zungen- und die Bauchbewegung, führen Sie weiterhin aus. Stellen Sie dann zuerst die Bauchbewegung und anschließend die Zungenbewegung ein. Nach ein paar Momenten kehren Sie zu Ihrer normalen Atmung zurück. Den Abschluss der Übung bildet wieder die Konzentration auf die Spitzen der Mittelfinger und die Mittelpunkte der Fußballen.

Wenn Sie sich nicht entspannen können, verzichten Sie ganz auf Ruheübungen. Lernen Sie, langsam loszulassen. Die Fähigkeit zur Entspannung können Sie durch die Bewegungsübungen, z. B. »Das innere Qi beruhigen«, trainieren.

Energiekreise verbessern Ihr Bauchgefühl

Ich habe Ihnen bereits auf S. 121ff. die Technik und wohltuende Wirkung der Bauchmassage beschrieben. Es gibt eine weitere Möglichkeit, einen Massageeffekt hervorzurufen: Lassen Sie die Energie im Bauch kreisen, ziehen Sie Energiekreise in Ihrem Bauch.

Konzentrieren Sie sich auf Ihren Bauchraum. Stellen Sie sich vor, dass sich in Ihrem Bauch eine kleine Energiekugel befindet, die ein angenehmes Licht ausstrahlt. Wie bei der Massage beginnen Sie nun, dieses Licht in kleinen Kreisen im Uhrzeigersinn zu bewegen. Lassen Sie die Kreise immer größer werden, bis es das Zwerchfell und die Leistenregion erreicht. In der oberen Kreishälfte atmen Sie ein, im unteren Teil wieder aus. Konzentrieren Sie sich während der ganzen Zeit auf die Energiekugel. Wenn sie den höchsten Punkt des Kreises erreicht habt, beginnen Sie mit der umgekehrten Bewegung. Lassen Sie die Kreise wieder kleiner werden und die Energiekugel zur Ruhe kommen und anschließend im unteren Dantien leuchten. Lassen Sie nun das Licht langsam verlöschen. Durch die Übung konzentrieren Sie die Energie im unteren Zentrum.

Der Energieton für die »Niere«: TZÜ (TSCHUI)

Sprechen Sie diesen heiligen Laut lautlos aus, damit Sie eine energiesteigernde Wirkung erzielen. Das »Z« wird wie ein lang gezogenes »S« gesprochen, und mit dem unteren Teil Ihres Rachens formen Sie das »I«. Atmen Sie sanft und ruhig ein, und sprechen Sie mit dem Ausatmen den Laut. Diese Atem-Ton-Technik können Sie auch in die Bewegungsübungen, die im Atemrhythmus ausgeführt werden, einfließen lassen.

Akupressur und Selbstmassage

In der ersten Phase der Schwangerschaft führt die Stimulation der folgenden Punkte zu einer Stärkung der Leberenergie.

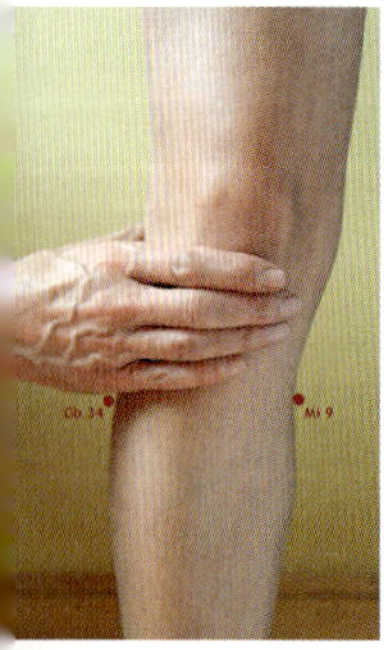

- Milz (Mi) 9, »Yinlingquan« und Gallenblase (Gb) 34, »Yanglingquan« – Beide Punkte liegen sich gegenüber und können gleichzeitig massiert werden. Legen Sie jeweils einen Finger an die Innen- und die Außenseite des Beins unterhalb des Knies, und reiben Sie mit Druck von oben nach unten. Der Milzpunkt liegt auf der Innenseite oberhalb des Wadenbeins. Wenn Sie das Knie leicht beugen, erkennen Sie eine Vertiefung, in der sich der Milzpunkt befindet. Auf der Außenseite des Beines liegt der Gallenblasenpunkt.

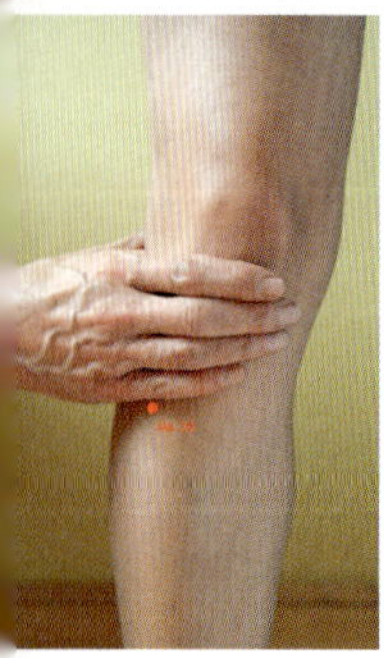

- Magen (Ma) 36, »Zusanli« – Dieser Punkt liegt vier Fingerbreit unter der Unterkante der Kniescheibe und etwa eine Daumenbreite an der Außenseite des Schienbeins entlang.

In der zweiten Phase der Schwangerschaft ab dem sechsten Monat sollte die »Niere« gestärkt werden. Eine Stimulation der folgenden Punkte beugt geistiger und körperlicher Erschöpfung vor.

- Magen (Ma) 36, »Zusanli« – Massieren Sie diesen Punkt nur bis zum siebten Monat, nicht länger.

- Blase (Bl) 23, »Shenshu« – Die Shenshu-Punkte gelten als »Einflusspunkte des Rückens für den Nierenfunktionskreis«. Sie liegen etwa zwei Fingerbreit seitlich der Wirbelsäule, etwa auf der Höhe des Bauchnabels. Sie können diese Punkte selbst aktivieren, oder sich von Ihrem Partner eine wohltuende Nierenmassage geben lassen.

- Lenkergefäß (LG) 4, »Mingmen« – Von der Beckenkante aus gesehen, gehen Sie zwei Lendenwirbel nach oben. Dort befindet sich dieser Punkt. Er wird auch »Pforte des Lebens« oder das »Tor zur Seele« genannt.

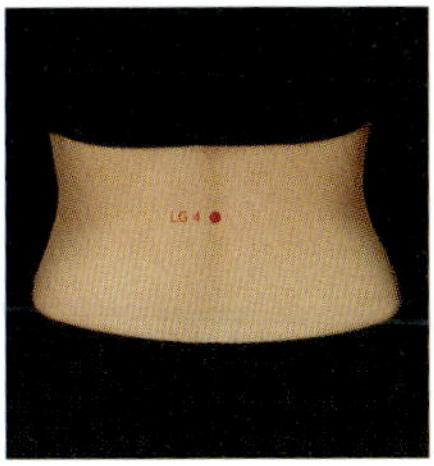

Ernährung

Der Funktionskreis »Niere« spielt bei der Entwicklung des Kindes und der Geburt die entscheidende Rolle. Auch die »Leber« sorgt für das gesunde Wachstum des Kindes. In der Schwangerschaft empfiehlt es sich daher, beide Funktionskreise durch eine entsprechende Ernährungsweise zu kräftigen.

Leberfunktionskreis in der ersten Phase der Schwangerschaft

Viele Lebensmittel stärken den Leber- und den Nierenfunktionskreis.[25] Nahrungsmittel, die den Leberfunktionskreis stärken, haben häufig einen sauren Geschmack. Lebensmittel mit einem sauren Energiecharakter sollten bei einem ausgeglichenen Energiehaushalt allerdings nur in Maßen verzehrt werden.

Fleisch, Geflügel, Fisch:

- Kaninchenfleisch (stärkt die »Leber« und den »Dickdarm«)
- Schweine-, Geflügelleber (diese Lebensmittel sollten Sie wegen der darin enthaltenen Giftstoffe nur selten essen)
- Krabben, Heringe, Sardinen und in Essig eingelegter Fisch

Gemüse, Getreide, Kräuter:

- Schnittlauch, Schalotte, Spargel, Kümmel und Basilikum
- Gewürznelke (stärkt allgemein das Yang)

25 Ich verzichte an dieser Stelle auf das Aufführen von Lebensmitteln, die ich beim Nierenfunktionskreis aufgelistet habe.

- Gurke (neutralisiert Giftstoffe und verhindert Wasseransammlungen)

Obst:

- Dattel, Pfirsich, Erdnuss, Haselnuss, Kastanie und Traube

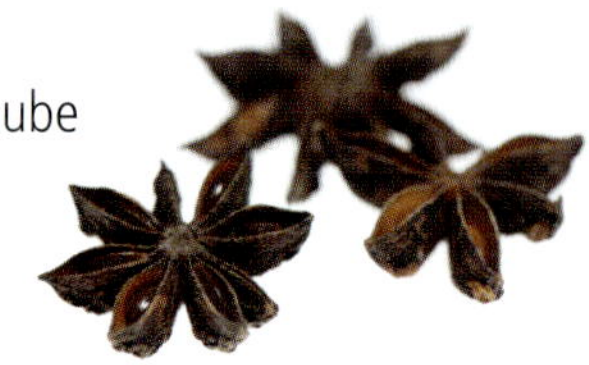

Verschiedenes:

- Senf und Sternanis
- Eier, Milchprodukte: Diese sollten während der Diät weitestgehend vermieden werden!

Als Beilage eignen sich alle weitgehend neutralen Speisen wie Reis, Kartoffeln, Nudeln, Hirse und Couscous.

Nierenfunktionskreis in der zweiten Phase der Schwangerschaft

Jedem Kreis wird eine Geschmacksrichtung zugeordnet. Bei der Niere ist das der salzige Geschmack, zudem das Element Wasser, das Zeichen des Yin und der Energiecharakter Kälte. Aus diesen Grundsätzen leitet sich ab, dass sich Nahrungsmittel mit einem salzigen Geschmack und überwiegend warme Getränke förderlich auf das Nieren-Qi auswirken. Die folgenden Lebensmittel erfüllen diese Vorgaben und haben eine besondere Wirkung auf den Nierenfunktionskreis.

Fleisch, Geflügel, Fisch:

- Rindfleisch (ein Nahrungsmittel mit »heißem« Charakter, aber es belebt das Blut und wirkt allgemein stärkend beim Auftreten von Schwäche)
- Hähnchenfleisch, Putenfleisch (stärkt die Nierenkraft, kräftigt das Blut und neutralisiert Giftstoffe)

- Schweinefleisch (stärkt die Funktionskreise »Niere« und »Leber« und sorgt für ausreichend innere Feuchtigkeit)
- Wachteln (stärken alle Funktionskreise)
- fetter Fisch wie Aal, geräucherter Schellfisch, Hering, Makrele, Sardine, Thunfisch und Forelle (kräftigen bei sogenannten Kälte- und Leeresymptomen den Funktionskreis »Niere«)
- Krabben und Hammelfleisch (fördern allgemein das Yang im Körper)

Gemüse, Getreide, Kräuter:

- sämtliche Kohlarten (stärken die »Niere«)
- Fenchel (wärmt die »Niere«)
- Dill und Lauch (fördern das Nieren-Qi, Dill lindert zudem Bauchschmerzen und hilft, Giftstoffe zu beseitigen)
- Sellerie und Petersilie (unterstützen zusätzlich die Funktion von »Milz« und »Magen«)
- Knoblauch (stärkt das Yang im Körper; bei allen Wärmesymptomen, also fieberhaften Erkrankungen, sollte er vermieden werden)
- Zitronenkraut und Eisenkraut

Obst:

- Ananas, Banane, Kiwi, Wassermelone und Grapefruit

Verschiedenes:

- Salz ist die Geschmacksrichtung des Nierenfunktionskreises
- Sojasoße wirkt entgiftend
- Eier, Milchprodukte: Diese sollten während der Diät weitestgehend vermieden werden!

Lungenfunktionskreis zur Stärkung der Abwehrenergie

Das Qi stärkt den Funktionskreis »Lunge«. So werden die Abwehrkräfte von Mutter und Kind erhöht, dies kann Ihr Kind vor Neurodermitis schützen. Stärken Sie aus diesem Grund in der zweiten Schwangerschaftsphase diesen inneren »Schutzschild«. Nach den Regeln der Fünf-Elemente-Lehre werden die Geschmacksrichtung scharf und der Energiecharakter kühl dem Funktionskreis »Lunge« zugeordnet. Die **Schärfe** sorgt für Bewegung im Organismus, wirkt verteilend und fördert die Zirkulation der Energie und des Bluts.

Fleisch, Geflügel, Fisch:

- Lammfleisch (stärkt das Qi und das Blut)
- Wachteln (stärken alle Funktionskreise)
- Fisch (stärkt das Blut und bringt das Qi in Bewegung. Bei Fieber sollte auf Fisch verzichtet werden.)
- fetter Fisch wie Aal, Hering, Sardine, Thunfisch und Forelle (kräftigt alle Funktionskreise)

Gemüse, Getreide, Kräuter:

- Frühlingszwiebeln, Schnittlauch
- Sellerieknolle (bringt »Blut« in Bewegung und hilft bei zu hohem Blutdruck)
- Spargel (wirkt stärkend auf die »Lunge«, wirkt harntreibend und hat eine gute Wirkung bei Husten)
- Knoblauch (spricht »Milz«, »Magen« und »Lunge« an; Ein gekochtes Getränke aus Knoblauch, Ingwer und braunem Zucker hilft bei Erkältungen.)
- Ingwer (fünf Scheiben Ingwer, fünf ganze Frühlingszwiebeln und etwas brauner Zucker dazu sprechen die »Lunge« an; Das Gemisch wirkt gegen Erkältung im starken Stadium.)

Obst:

- Walnüsse, Birnen und Trauben (sind gut für die »Lunge«)
- Papayas (wirken stärkend auf die »Lunge«)
- Mandarinen (führen den Organen Feuchtigkeit zu; sie eignen sich zur Behandlung von trockenem Husten)

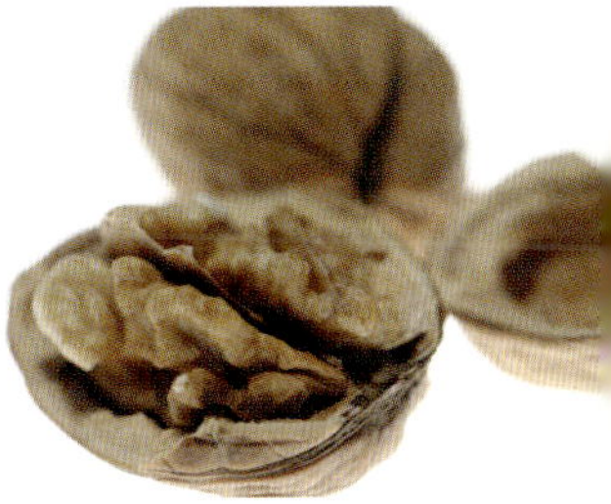

Verschiedenes:

- Ziegenmilch (stärkt Qi und Blut)
- Eier (stärken das Qi und das Blut)
- Waldhonig (spricht »Dickdarm« und »Lunge« an; Vorsicht! Honig erzeugt Schleim, es kann daher zu Diarrhö kommen. Honig ist bei Bronchitis zu meiden.)
- weißer Zucker (bei trockener Lunge, die sich in trockenem Husten äußert)

Sie sehen, dass man bei dieser Diätform wirklich nicht hungert, denn die Auswahl an Lebensmitteln ist recht groß. Probieren Sie es einfach einmal aus, Sie werden sehen, wie gut »Medizin« schmecken kann.

Der Ernährungstipp! Trinken Sie täglich mindestens eine große Tasse frischen Ingwertee. Ingwer ist das gesündeste »Scharf« unter den Geschmackgebern. Er wirkt sich auf den gesamten Organismus förderlich aus, weil das innere »Feuer«, das durch den Ingwertee entfacht wird, alle Energiebahnen frei und durchgängig macht. Sie sollten diesen Tee vor allem morgens trinken. Er hilft auch bei einer sich anbahnenden Erkältung, weil die innere Hitze den Kälteeinfluss auf den Körper verhindert. Legen Sie nach dem Trinken eine warme Decke um Ihren Körper, und lassen Sie die Wärme entstehen.

Die Zubereitung des Tees ist sehr einfach. Für eine große Tasse Ingwertee schneiden Sie sich drei bis fünf dünne Scheiben frischen Ingwer an. Kochen Sie

sie etwa zehn Minuten in der entsprechenden Menge Wasser. Wenn Ihnen der Tee zu scharf ist, geben Sie einfach etwas braunen Zucker hinzu oder reduzieren Sie beim nächsten Mal die Ingwermenge.

Eine Anmerkung für die Vegetarierinnen: Sie tun Ihrem Kind etwas Gutes, wenn Sie während der Schwangerschaft etwas Fleisch essen, auch wenn es Sie Überwindung kostest. Eine geringe Menge Fleisch von ca. 100g und etwa zwei Mal pro Woche gegessen reicht aus, Ihrem Kind eine ausgewogene Ernährung zu bieten.

Morgendliche Übelkeit und Schwangerschaftserbrechen

Diese unschönen Begleiterscheinungen dauern in den meisten Schwangerschaften bis zum Beginn des vierten Monats. In dieser Zeit kann Ihnen die Stimulation der folgenden Punkte helfen.

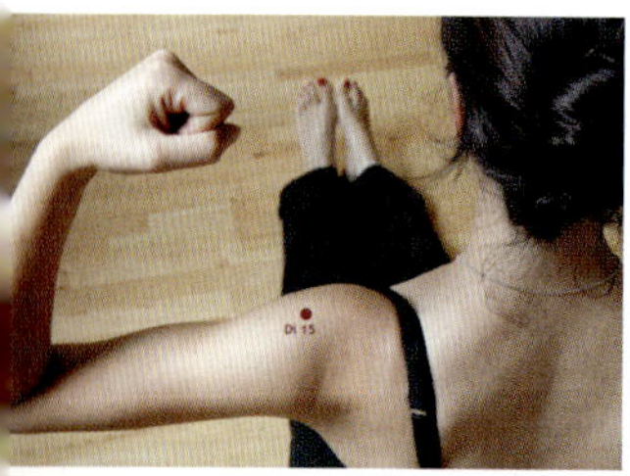

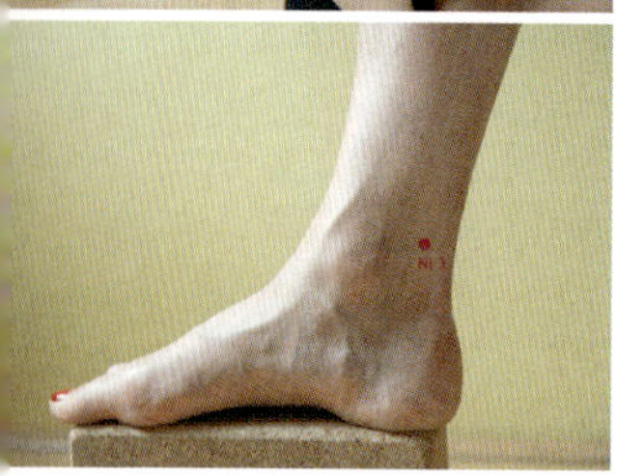

→ Dickdarm (Di) 15, »Jianyui« – Dieser Punkt befindet sich am Ende des Schlüsselbeins. Wenn Sie den Arm anheben, spüren Sie eine deutliche Vertiefung an der Stelle, wo der »Jianyui« liegt. Eine Stimulation dieses Punktes vertreibt den »inneren Wind« und schützt die Gesundheit.

→ Niere (Ni) 3, »Taixi« – Denken Sie sich an der Innenseite des Beines eine Linie zwischen dem Fußknöchel und der Achillessehne. Der Punkt »Taixi« liegt auf der Mitte dieser Linie.

Essen Sie möglichst keine sauren und süßen Speisen, weil der energetische Grund für Ihre Übelkeit in einem unausgeglichenen Verhältnis zwischen »Leber« und

»Magen« liegt. Zudem sollten Sie magere und leicht verdauliche Speisen bevorzugen.

Zukunftsplanung für Ihr Kind

Etwa elf bis dreizehn Prozent aller in Deutschland geborenen Kinder erkranken an Neurodermitis.[26] Aus Sicht der TCM gibt es für diese hohe Zahl unterschiedliche Erklärungen. Gerade in der Schwangerschaft können Sie dieses Risiko senken.

- Bei Erwachsenen entsteht Neurodermitis häufig in Verbindung mit der Psyche. Wenn wir Wut oder Zorn nicht ausleben, entstehen Juckreiz oder Hautausschläge, weil wir eigentlich »aus der Haut fahren« möchten. Stressemotionen können uns krank machen. In stressbeladenen Situationen empfinden wir Zorn, weil wir Angriffen ausgeliefert sind, und Angst, Anforderungen nicht zu meistern. Diese Gefühle können im Organismus zu erheblichen Störungen führen.

- Auch ein Mangel an Yin, z. B. durch eine falsche Ernährungsweise in der Schwangerschaft, kann ein Auslöser von Neurodermitis sein. Das Yang dominiert im Körper, und es entsteht eine innere Hitze. Als Folge verlässt das »Blut«, eine materielle Form des Qi mit Yin-Charakter, seine festen Bahnen, und der Körper trocknet aus. Rötungen, Hautausschläge, Juckreiz und »inneren Wind« entstehen und die Haut trocknet weiter aus.

- Ein geschwächtes Abwehrverhalten des Körpers begünstigt die Entstehung von Neurodermitis. Das Wei-Qi ist nicht stark genug, um den Körper zu schützen. Die »Lunge«, der die Haut als Körperbereich zugeordnet ist, verteilt die Abwehrenergie im Körper.

26 Vgl. www.rund-ums-baby.de/gesundheit_Baby/neurodermitis/Dr.med.A.Busse.

Üben Sie regelmäßig den Energiekreislauf (siehe S. 116ff.), so aktivieren Sie das Yin im Körper, das der Hitze entgegenwirkt. Alle Qigong-Übungen aus diesem Buch können Sie weiterhin trainieren. Anpassen sollten Sie ausschließlich die Akupressur und die Ernährung. Aus diesen Gründen rate ich Ihnen dazu, regelmäßig die »Lunge« zu stärken. Dies erreichen Sie durch folgende Methoden:

Qigong

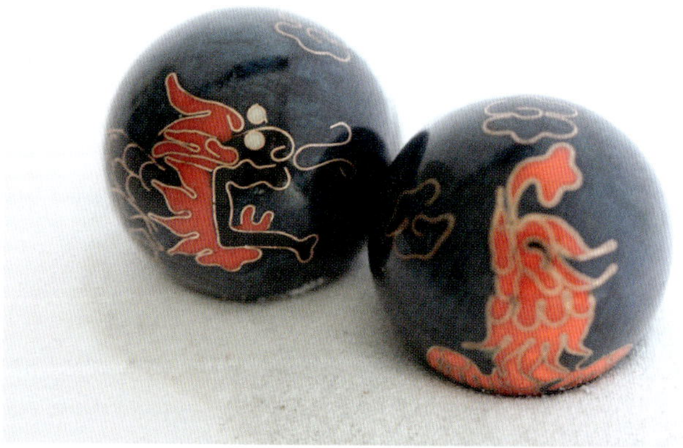

Die folgende Übung stammt aus einem uralten Qigong-System, den »Fünf-Elemente-Wandlungsphasen«. Dieses besondere Qigong wirkt sich stark energiefördernd aus. Da dem Element Metall der Funktionskreis »Lunge« zugeordnet wird, möchte ich Ihnen diese Übung vorstellen. Sie verstärkt das Wei-Qi, die Abwehrkraft, die wir besonders zum Schutz gegen Krankheiten wie Neurodermitis, aber auch bei Allergien benötigen.

Fünf-Elemente-Qigong – Das Metall

Gehen Sie in die Ausgangsposition, den sogenannten breiten Reiterstand. Sie stehen dabei deutlich breiter als in der normalen Grundposition, die Füße sind parallel zueinander. Stellen Sie sich vor, dass Sie auf einem Pferd sitzen. Beugen Sie die Knie, und werfen Sie zur Kontrolle einen Blick auf Ihre Füße. Begradigen Sie Ihre Haltung, indem sie das Becken leicht ankippen. Dies wirkt sich sehr günstig auf den Energiefluss aus. Sie können sich auch versuchsweise an eine Wand stellen und den unteren Bereich der Wirbelsäule gegen die Wand drücken, sodass keine Hand mehr zwischen die Wand und den unteren Teil Ihres Rückens passt. Der Bereich Ihrer Lendenwirbelsäule ist nun so gerade wie die Wand. Bilden Sie mit den Armen einen Kreis, die Chinesen nennen diese Haltung »einen Baum umarmen«. Beziehen Sie die Brust leicht in diesen Kreis ein. Die Zeigefinger und die Daumen sind unter der Anspannung gespreizt. Konzentrieren Sie sich in dieser Ruheposition ausschließlich auf Ihre Atmung. Beobachten Sie, wie Sie ein- und ausatmen.

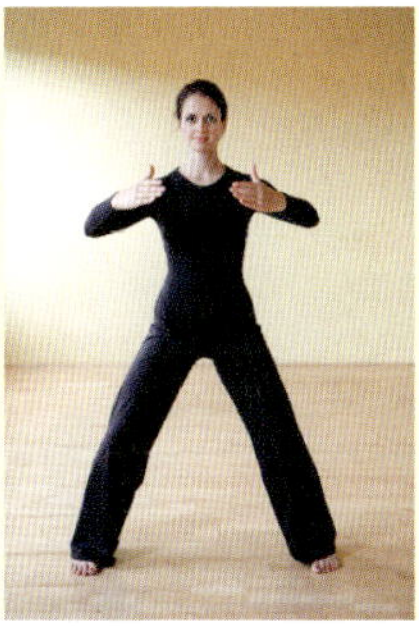

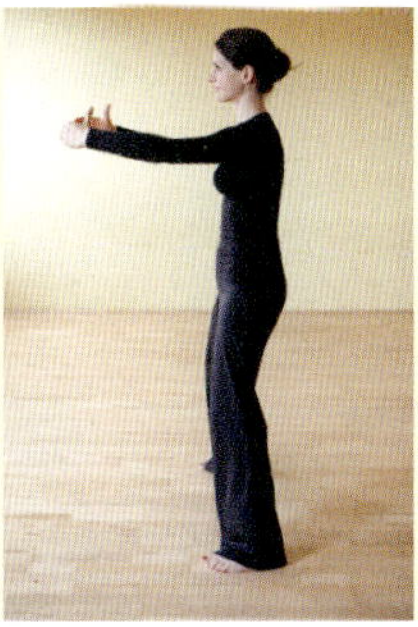

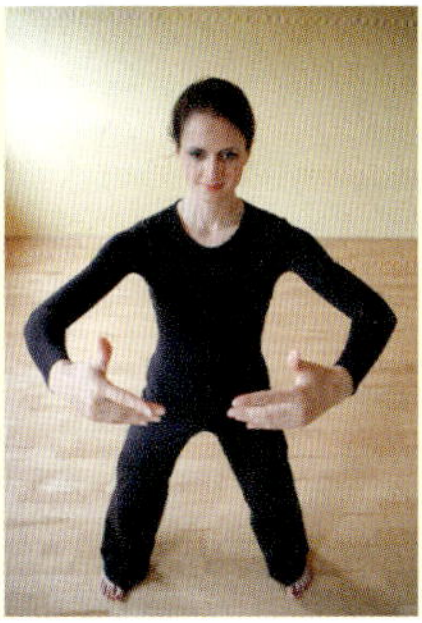

Beginnen Sie die Bewegung, indem Sie Ihr Körpergewicht auf das rechte Bein verlagern. Das linke Bein bleibt durchgestreckt. Auch der Rücken bleibt gerade, d. h., der Oberkörper steht über dem gebeugten, rechten Bein. Breiten Sie die Arme so weit aus, dass die linke Hand nach vorn und die rechte Hand nach hinten zeigen.

Umarmen Sie nun wieder einen »Baum«, dieses Mal mit dem linken Arm. Beziehen Sie auch das Handgelenk in diesen Kreis ein. Ellbogen und Handgelenke beider Arme befinden sich während der gesamten Übung auf der Höhe der Schultern. Beginnen Sie nun die Bewegung zur linken Seite, indem Sie den »Baum«

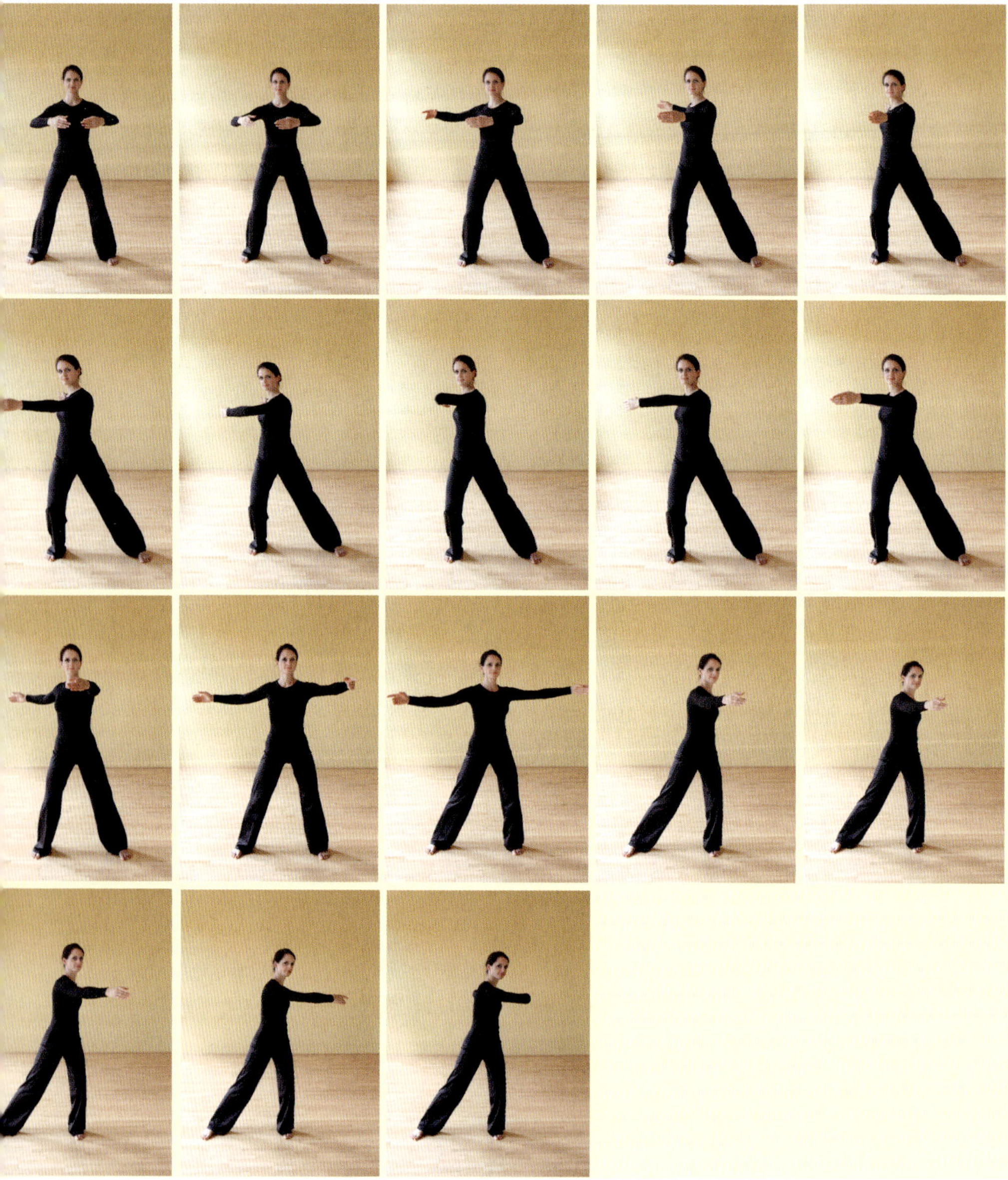

wieder loslassen und den Arm langsam ausstrecken. Während Sie das Gewicht verlagern, schwingen die Arme in Zeitlupe zur linken Seite. Drehen Sie dabei das Becken mit, und umarmen Sie erneut einen »Baum«, dieses Mal mit dem rechten Arm. Lassen Sie den Atem sanft fließen. Die ganze Bewegung sollte fließend trainiert werden. An den Endpunkten der Bewegung erfolgt der Richtungswechsel.

Wiederholen Sie diese wunderbare Übung zehn Mal. Eine Bewegung nach rechts und anschließend eine Bewegung nach links zählen als ein Mal. Achten Sie darauf, dass die Daumen und die Zeigefinger unter der Anspannung gespreizt sind. Nach der zehnten Wiederholung kehren Sie zurück in die Ruheposition. Beachten Sie Ihre Atmung für etwa zehn Atemzüge. Beenden Sie diese Übung durch die Konzentration auf den Bauchraum. Sammeln Sie das Qi im unteren Dantien.

Entspannung

An dieser Stelle möchte ich Ihnen den »Energiekreislauf« empfehlen. Die Übungsanleitung finden Sie auf S. 116ff.

Der Energieton für die »Lunge«: SZ (SHÖ)

Dieser heilige Laut kann Ihnen im gesamten Leben dabei helfen, Ihre Abwehr zu stärken. Lassen Sie ihn zu einem Teil Ihres Alltags werden. Sprechen Sie ein »SZ« aus, und lassen Sie in Ihrem Rachen das »Ö« entstehen. Atmen Sie sanft und ruhig ein, und sprechen Sie mit dem Ausatmen den Laut. Diese Atem-Ton-Technik können Sie auch in die Bewegungsübungen, die im Atemrhythmus ausgeführt werden, einfließen lassen.

Zwei Tipps. Wenn Ihr Kind auf der Welt ist, sorgen Sie für möglichst viel positive Schwingungen. Gut gelaunte Kinder lernen kreativer und sind intelligenter als Kinder, die in einem traurigen Umfeld aufwachsen. Auch negativer Stress wirkt sich nicht nur bei Erwachsenen schädlich aus. Unter Anspannung wird das Gehirn unflexibler. Kinder verweigern sich in Stresssituationen, reagieren aggressiv und haben häufig ein Gefühl der Überforderung.[27]

Lassen Sie Ihr Kind Musik hören oder ein Instrument erlernen. Wenn wir Musik hören, reagiert das Gehirn darauf. Aber Musik beeinflusst auch den Stresshormonhaushalt positiv. Die kanadische Psychologin Sandra Trehub stellte fest, dass der Stresshormonspiegel von Babys deutlicher sank, wenn die Mütter sangen, als wenn sie einfach nur mit ihnen redeten.[28]

Akupressur

Massieren Sie die folgenden Punkte regelmäßig zwei- bis dreimal pro Woche. So erreichen Sie eine Stärkung des Lungen-Qi. Lassen Sie an diesen Tagen aber die Stimulation der anderen Punkte weg.

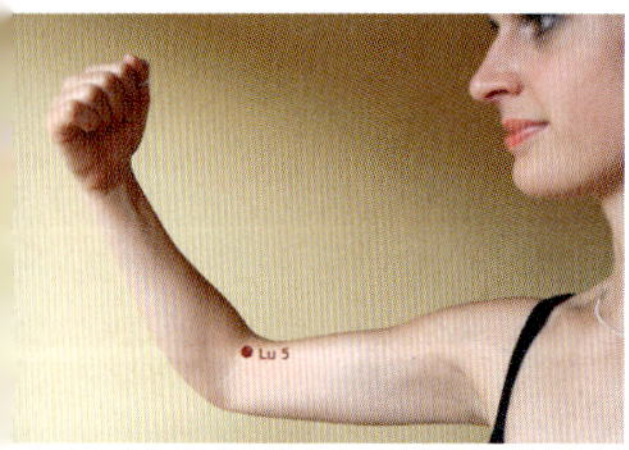

- Lunge (Lu) 5, »Chize« – Diesen Punkt finden Sie in der Mitte der Hautfalte, die sich beim Beugen des Arms bildet.

- Magen (Ma) 36, »Zusanli« – Dieser Punkt liegt vier Fingerbreit unter der Unterkante der Kniescheibe und etwa eine Daumenbreite an der Außenseite des Schienbeins entlang. Massieren Sie diesen Punkt nur bis zum siebten Monat, nicht länger.

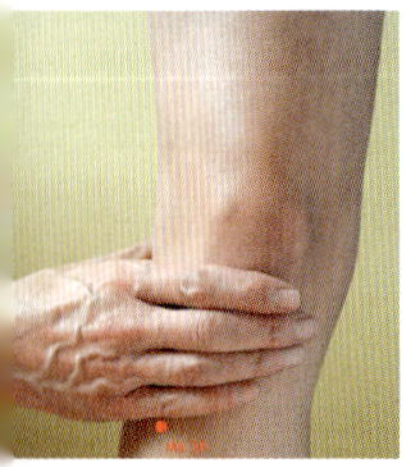

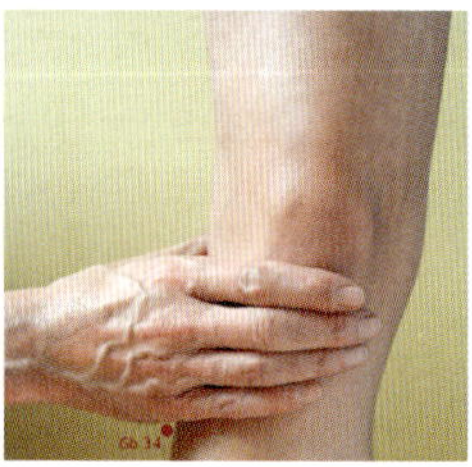

- Gallenblase (Gb) 34, »Yanglingquan« – Der Punkt liegt etwas drei Fingerbreit unterhalb der Kniegelenksfalte am Beginn des Wadenbeins.

---

27 Vgl. D. Palu, M. Herr, S. Junge, F. Schön: Die seltsamen Wege der Intelligenz. In: Welt der Wunder. Nr. 4/2008, S. 59.

28 Vgl. Friedericke Schön: Wie Musik das Gehirn heilt. In: Welt der Wunder. Nr. 3/2008, S. 19.

Ernährung

Die folgenden Ernährungstipps sollen bewirken, dass das geschwächte Yin gestützt und der Funktionskreis »Lunge« angeregt wird. Nehmen Sie dazu die Nahrungsmittel zu sich, die die »Lunge« und deren Mutter die »Milz« stärken. Mit einer Umstellung der Ernährung schützen Sie auch Ihr Kind vor Neurodermitis.

»Lunge« und »Milz«stärken

- Fleisch, Fisch (Kaninchen, Pute, Karpfen, Kabeljau, Seelachs, Tintenfisch)
- Gemüse, Getreide (Artischocken, Kohlrabi, Bohnen, Gurken, Erbsen, Pilze, Mais, Reis, Süßkartoffeln)
- Obst (Johannisbeeren, Erdbeeren, Pflaumen, Mandarinen, Melonen, Äpfel, Birnen)
- Sonstiges (Kamille, Süßholz, Honig)

Eigentherapie nach der Schwangerschaft

Nachsorge für Ihr Kind

Sie kennen das angenehme Gefühl, wenn Ihr verspannter Nacken massiert wird? Haben Sie sich schon einmal gefragt, wie es zu dieser Empfindung kommt? Die Massage ist ein menschlicher Kommunikationsweg der Berührung, der alle fünf Sinne anspricht. Dieser Austausch kann auch ungünstig sein, wenn Sie beispielsweise völlig unerwartet berührt werden. Das ist unangenehm, und die Situation wird als Angriff bewertet, der eine entsprechende Abwehrhaltung auslöst. Damit das Genussempfinden bei der Berührung entstehen kann, muss der Geist die Situation als ungefährlich einstufen. Dann wird Berührung und speziell eine Massage als »Balsam für die Seele« empfunden. Im Wechselspiel werden Signale gegeben, die der Körper aufnimmt und verarbeitet. So wird der lockernde Effekt erzeugt. Berührt zu werden ist ein Grundbedürfnis, das in jedem Lebewesen, nicht nur im Menschen, tief verwurzelt ist. Doch dies bedeutet immer einen Eingriff in die Intimsphäre eines Menschen. In unserem Kulturkreis werden Körperkontakte immer stärker verdrängt. Wir akzeptieren Berührungen nur noch bei guten Freunden und Bekannten.

Das Fühlen und das Empfinden dienen der Kontaktaufnahme mit der Umwelt. Wenn wir nicht mehr spüren und anfassen, be***greifen*** wir nicht mehr alle Vorgänge um uns herum. Menschen, die nicht (mehr) berührt werden, stehen in einem gestörten Verhältnis zu ihrer Umwelt. Sie entwickeln abweisende Reaktionen, sind häufig aggressiv oder äußerst schüchtern. Durch dieses Verhalten entziehen sie sich einer »normalen« Kommunikation mit der Umwelt.

Massieren Sie Ihr Kind

Legen Sie bei Ihrem Kind schon früh den Grundstein für einen guten Kontakt zur Umwelt.

Massieren Sie den unteren Bereich des Rückens, etwa an der Stelle der Nierenzustimmungspunkte »Shenshu«. Ihr Massieren ist eher ein Streicheln kein Pressen, Reiben oder Drücken. Versuchen Sie während der Massage Ihre Energie auf Ihr Kind zu übertragen. Wenn Sie während der Schwangerschaft Qigong geübt haben, ist Ihnen dieses Gefühl sicherlich bekannt.

Konzentrieren Sie sich auf die Daumen. Atmen Sie ein, und stellen Sie sich vor, dass Sie Energie als angenehm warmes Licht einatmen. Ein sanftes Gelb strömt in Ihren Körper. Mit einem langsamen und lang gezogenen Ausatmen fließt dieses Licht wie ein kraftvoller Strom durch Ihre Arme und Ihre Daumen. Es tritt dann an den Daumen wieder nach außen. Wiederholen Sie dies einige Male, bevor Sie mit der Massage beginnen.

Cremen oder ölen Sie den Rücken Ihres Kindes ein. Führen Sie nun die folgenden Bewegungen in einem leichten Streicheln aus. Setzen Sie die Daumen seitlich der Wirbelsäule an, und atmen Sie tief ein. Beim Ausatmen fahren Sie an der Wirbelsäule entlang nach unten, atmen Sie aus, und schicken Sie Ihre Energie zu Ihrem Kind. Ein leichter Strich mit dem Daumen nach außen. Beim Einatmen bewegen sie die Daumen, ohne Druck auszuüben, wieder nach oben. Beim nächsten Einatmen fahren Sie mit sanftem Druck wieder an der Wirbelsäule entlang nach unten. Wiederholen Sie diese Massage einige Male, am besten mehrmals täglich. Sie gibt Ihrem Kind einen Energieschub und es ist gleichzeitig Meditation und Entspannung für Sie.

Ein wichtiger Tipp. Wenn Ihnen diese Massage nicht gefällt, sollten Sie Ihr Kind trotzdem möglichst oft liebevoll berühren und streicheln. Sie fördern mit dem Körperkontakt die Vernetzung der Neuronen im Gehirn. So bilden sich das analytische und das kreative Denken leichter aus und auch die Sprachentwicklung Ihres Kindes wird gefördert.[29]

Nachsorge für Sie

Ich hoffe und wünsche mir für Sie, dass Sie das »Innere Lächeln« während der Schwangerschaft durch regelmäßiges Üben verinnerlicht haben. Es kann Ihnen auch gegen depressive Verstimmungen nach der Geburt helfen. Versuchen Sie weiterhin, jeden Tag zu lächeln. Sie können auch den folgenden Punkt stimulieren, der zudem den Milchfluss aktiviert.

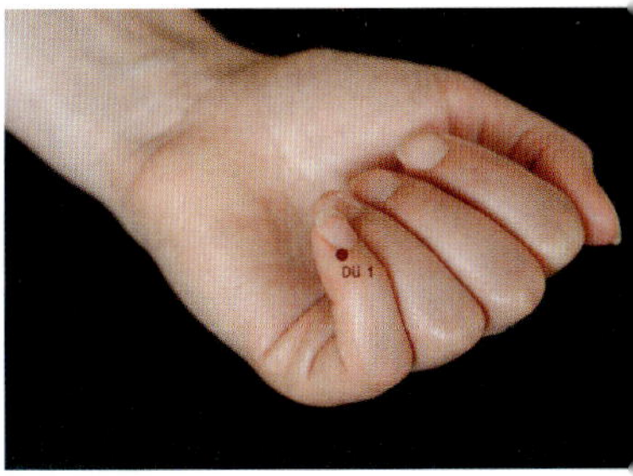

- Dünndarm (Dü) 1, »Shaozhe« – Dieser Punkt befindet sich an der Außenseite des kleinen Fingers im Nagelwinkel.

29 Vgl. D. Palu, M. Herr, S. Junge, F. Schön: Die seltsamen Wege der Intelligenz. In: Welt der Wunder. Nr. 4/2008, S. 57.

Zum Wiederaufbau verlorener Kräfte hilft der Punkt »Zusanli«, den Sie ab dem achten Schwangerschaftsmonat nicht mehr stimulieren sollten. Nach der Geburt kann er seine positiven Wirkungen wieder in vollem Umfang entfalten. Reiben Sie daher den »Zusanli« mehrmals täglich.

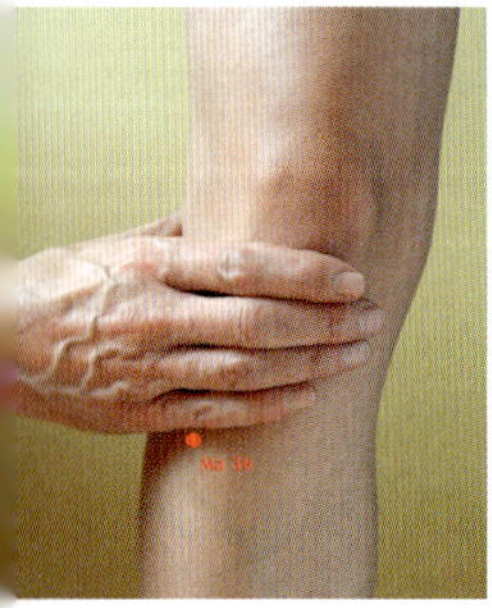

→ Magen (Ma) 36, »Zusanli« – Dieser Punkt liegt vier Fingerbreit unter der Unterkante der Kniescheibe, an der Außenseite des Schienbeins. Dieser wertvolle Punkt bietet neben der allgemeinen Stärkung des Körpers eine umfassende Wirkung auf die Atmung, die Herzfunktion, die Blutgefäße und die Fortpflanzungsorgane. Auch bei der Behandlung von Harnwegserkrankungen kann der »Zusanli« stimuliert werden.

Eigentherapie während der Wechseljahre

Die bekanntesten Symptome der Wechseljahre sind die Hitzewallungen. Der Begriff »Klimakterium« stammt aus dem Griechischen und bedeutet »kritischer Zeitpunkt im Leben«. In den Wechseljahren findet eine erhebliche Umstrukturierung des weiblichen Körpers statt. Frauen werden in dieser Zeit unfruchtbar, sie sind dann nicht mehr in der Lage, Kinder zu bekommen. Sie werden die Auswirkungen dieser Umstrukturierung spüren, selbst wenn dieses Grundbedürfnis Ihrem rationalen Denken und Ihrer Lebensplanung nicht entgegenkommt. Männer geraten schon in eine schwere Sinnkrise, wenn es beim Sex einmal nicht klappt. Für Frauen geht mit den Wechseljahren der instinktive Sinn des Geschlechtsaktes, die Zeugung von Nachwuchs, verloren. Sie müssen in dieser Zeit nicht nur die körperlichen Veränderungen verkraften, auch psychisch muss der Verlust des fruchtbaren Lebensabschnitts verarbeitet werden. Akzeptieren Sie den Verlust, und denken Sie an Ihre Pläne für die Zukunft.

Setzen die Wechseljahre viel zu früh ein?

Vielen Frauen fällt es schwer, sich mit den Wechseljahren abzufinden. Was aber wenn sie noch viel früher einsetzen? Etwa zwölf Prozent der Frauen, die das vierzigste Lebensjahr noch nicht vollendet haben, befinden sich bereits in der Menopause. In diesem Alter besteht aber durchaus noch der Wunsch nach Kindern. Vielleicht wollten Sie erst einen Beruf erlernen, Karriere machen, das Leben genießen und dann Ihr Familienglück mit einem Kind vervollkommnen. Durch eine verfrüht einsetzende Menopause wird dieser Wunsch allerdings zerstört.

Doch wie kommt es zu diesem verfrühten Einsetzen der Wechseljahre? In vielen Fällen sind Autoimmunkrankheiten oder die genetische Veranlagung die Gründe dafür. Aber auch Einflüsse von außen auf den Organismus, wie die Entfernung der Eierstöcke, die der Gebärmutter oder eine Chemotherapie, können zu einem frühzeitigen Klimakterium führen.

Das Loslassen gehört zu den schwierigsten Lebensaufgaben. Es fällt uns allen schwer, Wünsche aufzugeben. Besonders beim Wunsch nach Kindern, obwohl die Wechseljahre bereits eingesetzt haben, sollten Sie nicht an unveränderbaren Tatsachen zweifeln und Ihre Energie in dieses Wunschdenken binden. Jede Frau muss ihren Weg durch die Wechseljahre in eine lebensfrohe Zukunft finden. Sobald Sie die geistige Klarheit für sich selbst gewonnen haben und den Lauf der natürlichen Entwicklung akzeptieren, können Sie damit beginnen, die Wechseljahrsbeschwerden zu behandeln. Sie müssen sich in den Wechseljahren nicht ständig schlecht fühlen, Sie können mit ein paar einfachen Übungen etwas dagegen tun.

Die Hormonumstellung aus chinesischer Sicht

Die bekanntesten Symptome der Wechseljahre sind Hitzewallungen, Schweißausbrüche, Schwindel, Kreuzschmerzen, ein vermehrter Harndrang, erhöhte Infektanfälligkeit, Herzklopfen, Erschöpfung, Neigung zu Übergewicht, Nervosität und innere Unruhe, depressive Verstimmungen, Stimmungsschwankungen und Selbstzweifel, Konzentrationsstörungen und eine zunehmende Vergesslichkeit sowie Schlafstörungen.

Aus Sicht der TCM liegen die Ursachen dieser Beschwerden in einer Schwächung der Funktionskreise »Niere« und »Milz«. Außerdem besteht zwischen den Funktionskreisen »Leber« und »Herz« ein energetisches Ungleichgewicht. Die Schwäche der »Niere« bewirkt einen vermehrten Harndrang und das Auftreten von Rückenschmerzen, besonders im Lendenwirbelbereich und dass die Infektionsanfälligkeit des Körpers steigt. Erschöpfung und Übergewicht basieren auf einer Schwächung der »Milz«. Die »Milz« transportiert die Nahrung und wandelt sie in für den Organismus verwertbare Stoffe um. Wenn dieser Funktionskreis während der Wechseljahre geschwächt ist, werden die Nahrungsmittel schlechter verwertet und der Körper leidet unter Erschöpfungszuständen.

In der traditionellen chinesischen Medizin glaubt man an die Auswirkungen von Gefühlen wie Zorn und Wut auf die Funktion der »Leber«. Die Verbindung von Wut und dem Organ Leber ist auch dem westlichen Kulturkreis nicht fremd. Davon zeugen Redensarten, wie »Mir ist eine Laus über die Leber gelaufen.« In den Wechseljahren arbeitet dieser Funktionskreis unausgeglichen und es entstehen typischen Stimmungsschwankungen. Auch das »Herz«, der Sitz des Geistes und des klaren Verstandes, ist unausgeglichen. Nach der Fünf-Elemente-Lehre ist das »Herz« der Sohn der »Leber«. Über die »Leber« wird er mit Energie versorgt. Wenn dieser Funktionskreis unharmonisch arbeitet, arbeitet auch die Erinnerung nur eingeschränkt, wir werden innerlich unruhig, schlafen schlecht oder hegen Selbstzweifel.

Mit den folgenden Übungen können Sie die blockierten Energien wieder zum Fließen bringen. So erreichen Sie wieder einen Zustand des inneren Gleichgewichts, der inneren Harmonie, die die Selbstheilungsenergien aktiviert.

Qigong

Ein wichtiger Aspekt des Qigong-Trainings ist das Hineinfühlen. Sich auf die durch das Training ausgelösten Abläufe zu konzentrieren und ihnen bewusst nachzuspüren, macht das Qigong zu einem einzigartigen Training. Wenn das »Herz« und die »Leber« im Ungleichgewicht sind und auch das Verhältnis zu den anderen Funktionskreisen unharmonisch ist, befindet sich bald der gesamte Körper in einem unharmonischen Zustand. Die folgenden Meditations- und Atemübungen können diese Verhältnisse wieder ausgleichen. Nehmen Sie sich täglich einige Minuten Zeit für das Training.

Energieverteilung im Stehen

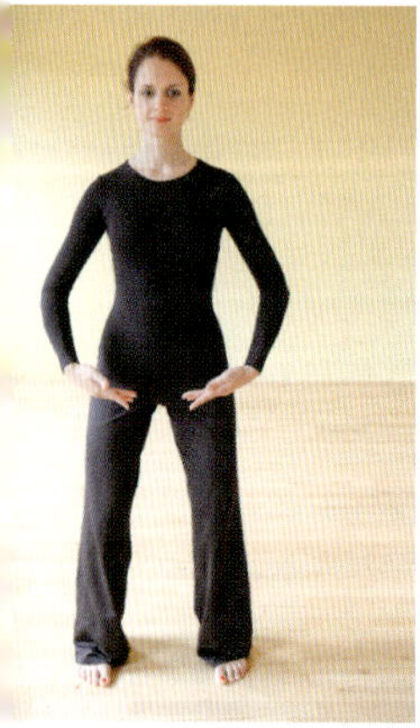

Nehmen Sie die Grundposition für alle Übungen ein. Ihre Füße sind parallel zueinander und befinden sich etwa auf Schulterbreite. Beugen Sie die Knie, und werfen Sie zur Kontrolle einen Blick auf Ihre Füße. Sie stehen richtig, wenn Sie die Zehenspitzen nicht mehr sehen können. Kippen Sie das Becken so an, und begradigen Sie so Ihre Haltung. Stellen Sie sich einen Faden vor, der, am Steißbein beginnend, die Wirbelsäule mit der Erde verbindet und Sie zur Erde hinzieht. Außerdem werden Sie an einem Faden, der am höchsten Punkt des Kopfes beginnt, sanft nach oben gezogen. Die Schultern und das Gesicht sind locker und entspannt. Bilden Sie vor dem Oberkörper mit den Armen einen Kreis.

Beobachten Sie, wie Sie sanft ein- und ausatmen. Konzentrieren Sie sich auf den Unterbauch. Beim nächsten Einatmen sprechen Sie lautlos »leicht«. Spüren Sie, wie sich die Leichtigkeit im ganzen Oberkörper bis zum Kopf ausbreitet. Beim Ausatmen konzentrieren Sie sich wieder auf den Unterbauch und sagen »fest«. In Gedanken führen Sie dieses Wort durch die Beine bis in die Füße.

Viele Menschen sind »Kopfmenschen«, und für die Bewältigung des beruflichen Alltags ist die Verschiebung der Energien notwendig. Mathematisch entspricht dieses Verhältnis 7:3. Sieben gilt für Festigkeit und Stärke und somit befinden sich diese unten. Die Leichtigkeit wird im Kräfteverteilungsverhältnis mit dem Faktor drei oben angesiedelt. Stress und geistige Anforderungen sorgen dafür, dass sich dieses Verhältnis im Tagesverlauf umkehrt. Oben ist plötzlich sieben und unten nur noch drei.

Eigentlich ist diese Übung eine Ruheübung, Sie können die Leichtigkeit aber durch eine sanfte Schulterbewegungen oder das bewusste Strecken der Wirbelsäule verstärken. Stellen Sie sich wieder vor, wie Sie an einem Faden, der am höchsten Punkt des Kopfes beginnt, sanft nach oben gezogen werden. Im unteren Bereich der Körpers lässt sich die Festigkeit verstärken, wenn Sie beim Ausatmen ein bisschen tiefer in die Knie gehen. Die gesamte Übung sollten Sie mindestens drei Minuten lang ausführen, dann erreichen Sie den erwünschten Energieausgleich im Körper.

Fünf-Elemente-Qigong – Die Erde

Diese Übung stammt aus einem uralten Qigong-System, den »Fünf-Elemente-Wandlungsphasen«. Sie kann die Energie der Mitte, d. h. der Funktionskreise »Milz« und »Magen«, aufbauen und auch die »Niere« positiv ansprechen.

Sie stehen deutlich breiter als in der Grundposition. Stellen Sie sich vor, dass Sie auf einem Pferd sitzen. Beugen Sie die Knie, und werfen Sie zur Kontrolle einen Blick auf Ihre Füße. Sie stehen richtig, wenn Sie die Zehenspitzen nicht mehr sehen können. Kippen Sie das Becken an, und begradigen Sie so Ihre Haltung. Lassen Sie die Schultern locker hängen, und richten Sie den Kopf auf. Heben Sie die Arme auf die Höhe der Schultern, und bilden Sie mit den Armen vor der Brust einen Kreis, ohne dass sich dabei die Finger berühren. Stellen Sie sich vor, dass Sie eine Vase halten. Machen Sie die Daumen und die Zeigefinger gerade, und spreizen Sie sie unter der Anspannung.

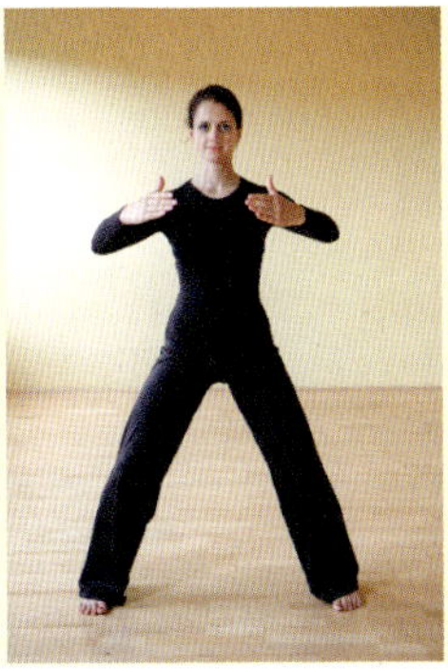

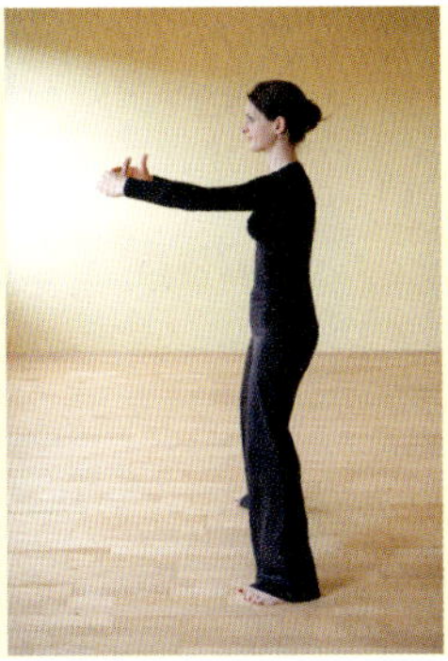

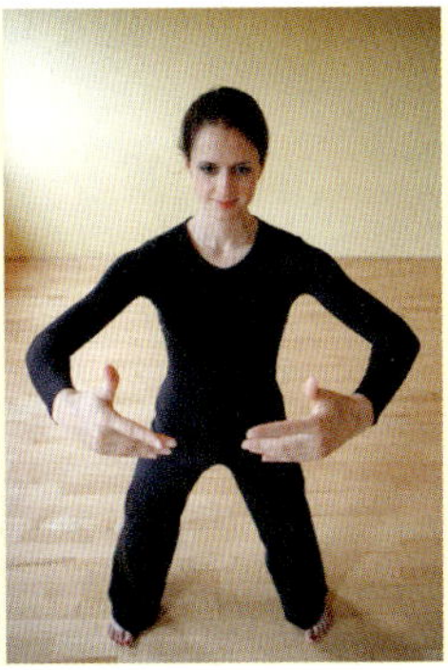

Beobachten Sie ausschließlich Ihre Atmung. Verlagern Sie nun Ihr Gewicht auf das rechte Bein, und drehen Sie Sie auch das Becken in diese Richtung. Lassen Sie den rechten Arm locker nach unten hängen, die linke Hand befindet sich neben dem Gesicht. Stellen Sie sich vor, wie Ihre rechte Hand ein volles Tablett hochhebt. Bewegen Sie nun gleichzeitig die linke Hand nach unten und den rechten, leicht gebeugten Arm nach oben.

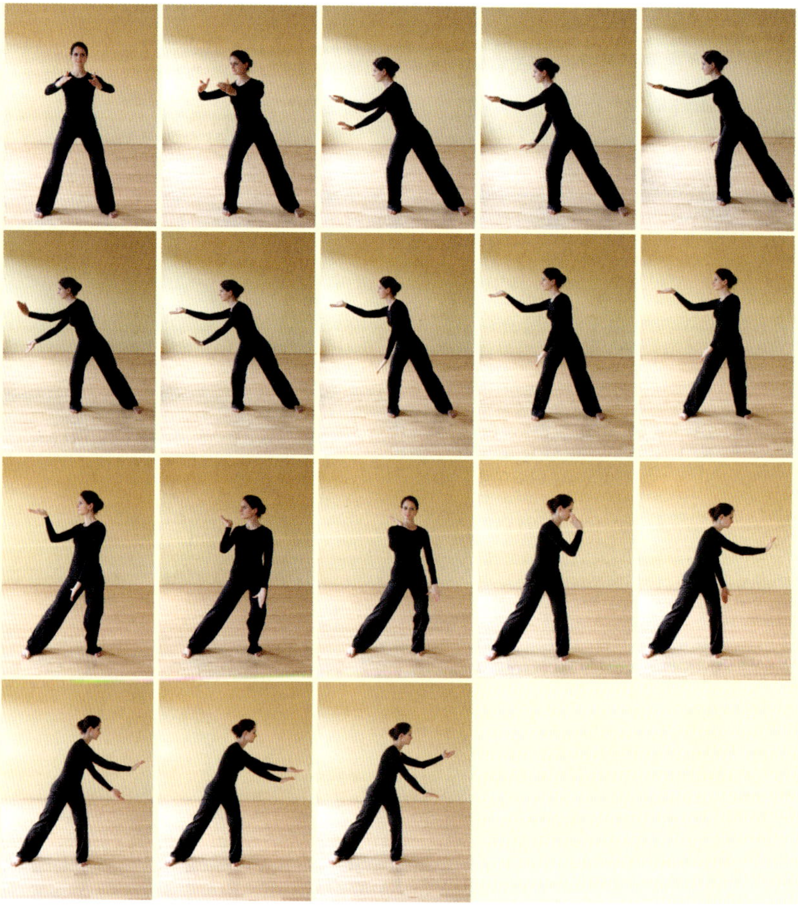

Verlagern Sie das Gewicht nun langsam auf die linke Seite. Schauen Sie dabei immer auf das »Tablett«. Führen Sie das »Tablett« zu Ihrem Kopf. Die Handfläche zeigt immer in Richtung Himmel. Achten Sie darauf, dass die Gläser auf dem »Tablett« nicht herunterfallen. Drehen Sie nun die Hüfte nach links. Die Hand mit dem »Tablett« bleibt unbewegt, d. h., die Fingerspitzen zeigen weiterhin nach rechts.

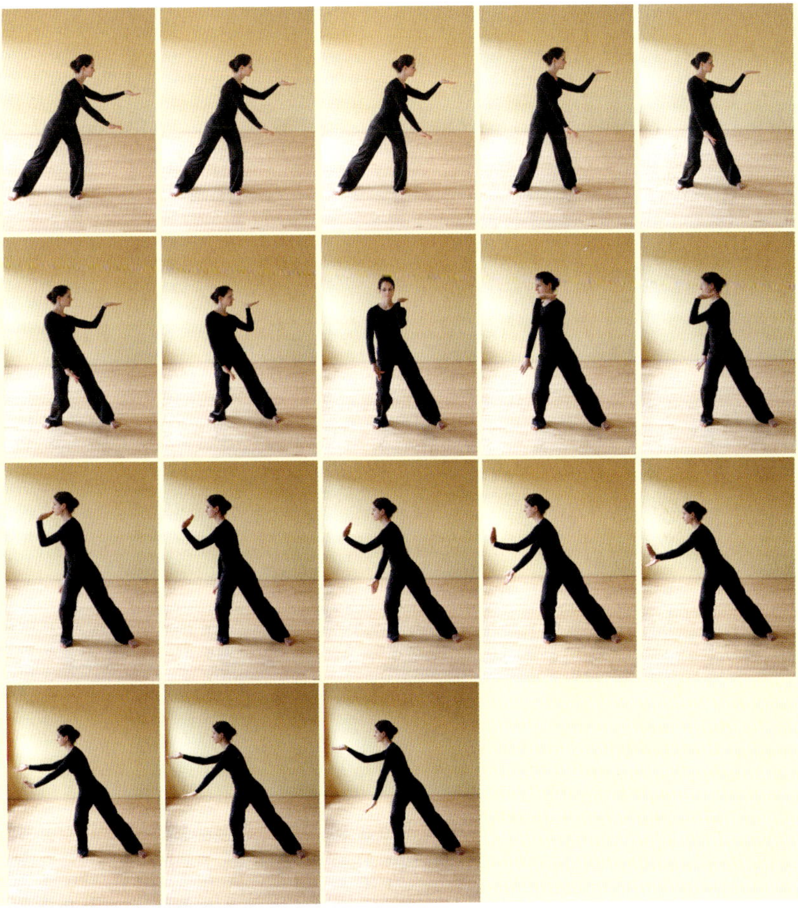

Wechseln Sie nun die Position des »Tabletts«. Die rechte Hand stellt es ab und die linke Hand nimmt ein neues »Tablett« auf. Machen Sie nun die gleichen Bewegungen wie im vorherigen Ablauf, nur dieses Mal mit der rechten Hand. Wiederholen Sie diese Übung zehn Mal. Eine Bewegung nach links und eine Bewegung nach rechts gelten zusammen als eine Wiederholung. Konzentrieren Sie sich ausschließlich auf den kontrollierten Bewegungsvorgang. Ihr Atem fließt ganz natürlich. Nach der zehnten Wiederholung nehmen Sie die Ausgangsposition wieder ein und beobachten Ihre Atmung.

Auch die Übung »Wirbelsäule und Nieren stärken« (siehe S. 105f.) eignet sich gut für Sie.

Entspannung

Jede Form der Entspannung hilft dem Organismus, die Selbstheilungskräfte zu nutzen. Aus diesem Grund können Sie alle Entspannungsmethoden in diesem Buch anwenden. Eine Übung möchte ich Ihnen besonders an Herz legen.

Entspannung in Schichten

Diese Übung erfordert praktische Erfahrung. Sie wirkt aber entspannend bis in die feinsten Strukturen des Körpers. Am besten entspannen Sie sich im Liegen. Sie können sich dabei auch von einem vertrauten Menschen begleiten lassen, der Ihnen die Übungsanleitung vorliest. In dieser Übung entspannen Sie den Körper nach und nach in Schichten. Stellen Sie sich zur inneren Lockerung vor, dass viele kleine, sanft schwebende Wolken in den Körper eindringen. Dort lockert die Bewegung der Wolken den Körper bis in die feinsten Strukturen. Versuchen Sie, sich diese sanfte innere Bewegung vorzustellen, und lassen Sie Ihre Anspannung los. Mit beiden Methoden werden Sie überraschende Erfolge erzielen. Testen Sie sie selbst, und setzen Sie den Schmerzen Entspannung entgegen

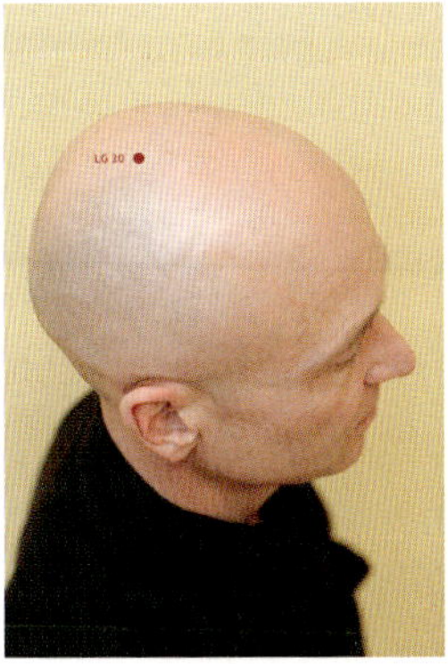

Konzentrieren Sie sich zuerst auf den obersten Punkt des Kopfes, den »Baihui«.

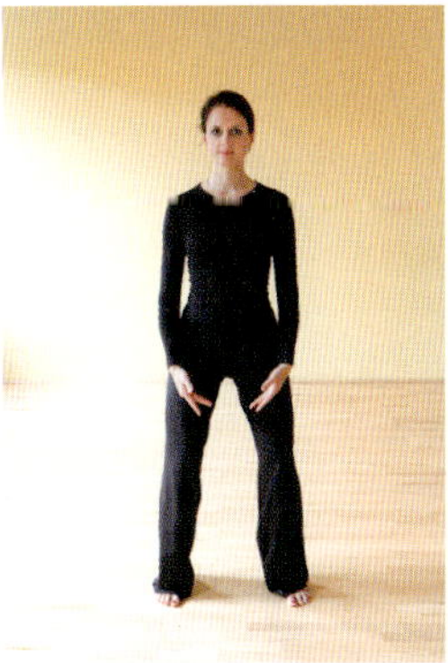

Beginnen Sie den ersten Teil der Übung mit dem Einatmen. Konzentrieren sich auf den »Baihui«. Beim Ausatmen lassen sie die Wolken vom »Baihui« bis auf die Höhe der Nasenspitze ziehen. Spüren Sie nach, wie sich diese Schicht lockert. Konzentrieren Sie sich nun auf die Nasenspitze, und atmen Sie ein. Beim Ausatmen führen Sie die Wolken bis zum Kinn. Konzentrieren Sie sich beim Einatmen auf das Kinn. Beim Ausatmen entspannt sich der Hals bis zum Ansatz. Beim Einatmen konzentrieren Sie sich nun auf den Halsansatz. Entspannen Sie beim Ausatmen die Brust bis zur Brustspitze. Atmen Sie wieder ein, und denken Sie an diese Schicht. Wenn Sie ausatmen, entspannt sich der Bereich vom Brustraum bis zum Oberbauch. Konzentrieren Sie sich beim Einatmen auf den Oberbauch. Lockern Sie beim Ausatmen den Bauch bis zur Höhe des Bauchnabels. Atmen Sie ein, und konzentrieren Sie sich auf den Bauchnabel. Atmen Sie aus, und lassen Sie die Wolken bis zur Leistengegend schweben. Atmen Sie wieder ein, und konzentrieren Sie sich auf diese Schicht. Beim Ausatmen lockern Sie beide Oberschenkel bis zu den Knien. Atmen Sie ein, und konzentrieren Sie sich auf die Knie. Beim Ausatmen entspannen Sie die Unterschenkel bis zu den Fußgelenken. Atmen Sie noch einmal ein, und konzentrieren Sie sich auf die Fußgelenke. Atmen Sie aus, und lassen Sie die Wolken durch Ihre Füße bis zu den Zehen ziehen.

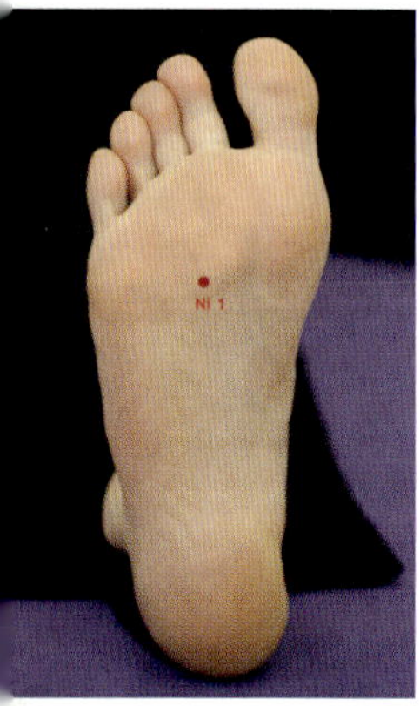

Zum Abschluss des ersten Teils konzentrieren Sie sich für zwei Minuten auf den Punkt »Yonquan«, in der Mitte des Fußballens.

Zu Beginn des zweiten Teils der Übung konzentrieren Sie sich auf den »Baihui«. Atmen Sie ein, und konzentrieren Sie sich auf diesen Punkt. Beim Ausatmen ziehen Sie die Wolken an den Seiten entlang bis auf die Höhe der Ohren. Atmen Sie wieder ein, und konzentrieren Sie sich auf die Ohren. Atmen Sie aus, und lassen Sie die Entspannung sich über die Halsseiten bis zu den Schultern ausbreiten. Atmen Sie ein, und konzentrieren Sie sich auf die Schultern. Beim Ausatmen ziehen die Wolken durch die Oberarme bis zu den Ellbogen. Atmen Sie wieder ein. Konzentrieren Sie sich dabei auf die Ellbogen. Beim Ausatmen entspannen Sie die Unterarme bis zu den Handgelenken. Beim Einatmen konzentrieren Sie sich auf die Handgelenke. Atmen Sie aus, und lockern Sie die Hände bis in die Fingerspitzen.

Zum Abschluss des zweiten Teils konzentrieren Sie sich für zwei Minuten auf die Spitzen der beiden Mittelfinger. Richten Sie Ihre Aufmerksamkeit anschließend in den Bauchraum hinter dem Nabel, und verweilen Sie dort etwa fünf Minuten lang.

Wenn Sie bei Nachspüren feststellen, dass eine Schicht noch nicht ausreichend gelockert ist, können Sie diese Schicht mehrfach hintereinander entspannen.

Der Energieton für die »Milz«: HU

Diesen heiligen Laut sollten Sie lautlos aussprechen, da Sie die »Milz« stärken wollen. Hauchen Sie bei diesem Laut das »U« möglichst lange. Atmen Sie sanft und ruhig ein, und sprechen Sie mit dem Ausatmen den Laut. Diese Atem-Ton-Technik können Sie auch in die Bewegungsübungen, die im Atemrhythmus ausgeführt werden, einfließen lassen.

Akupressur und Selbstmassage

Ich stelle Ihnen fünf Punkte vor, die die geschwächten Funktionskreise »Milz« und »Niere« stärken. Die Punkte sind leicht zu finden. Massieren Sie sie täglich mehrfach, und kombinieren Sie die Massage mit den entsprechenden Ernährungsvorschlägen.

»Milz«

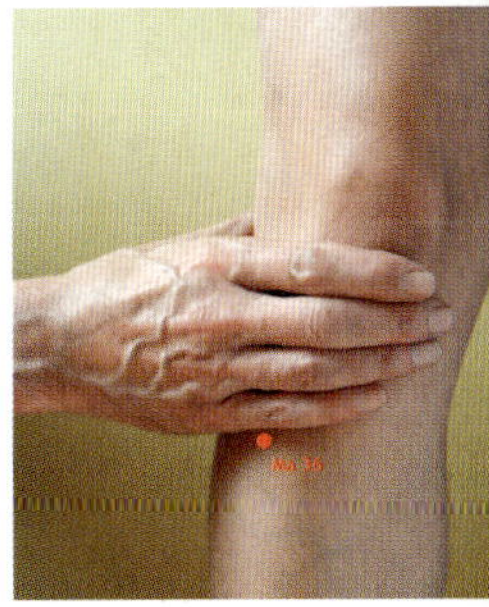

- Magen (Ma) 36, »Zusanli« – Dieser Punkt liegt vier Fingerbreit unter der Unterkante der Kniescheibe, an der Außenseite des Schienbeins. Er harmonisiert das Qi und das »Blut« und wirkt auf den gesamten Organismus stärkend. Zudem hat der Punkt eine besondere Wirkung auf die Atmung, die Herzfunktion, die Blutgefäße, die Fortpflanzungsorgane und die Harnwege.

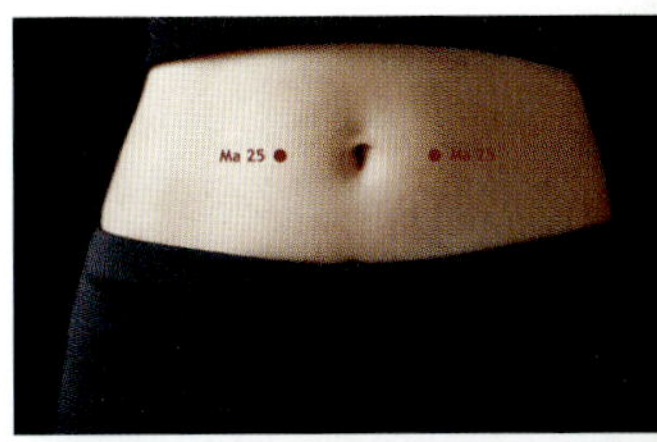

- Magen (Ma) 25, »Tianshu« – Die beiden Punkte liegen etwa zwei Daumenbreit rechts und links vom Bauchnabel. Eine Stimulierung der Punkte harmonisiert den Energiefluss, löst Blockaden und reguliert das Qi. Besonders bei der Behandlung von Völlegefühl, Brechreiz, Schmerzen im Unterleib, einem gestörten Menstruationszyklus oder Verstopfung werden die Punkte genutzt.

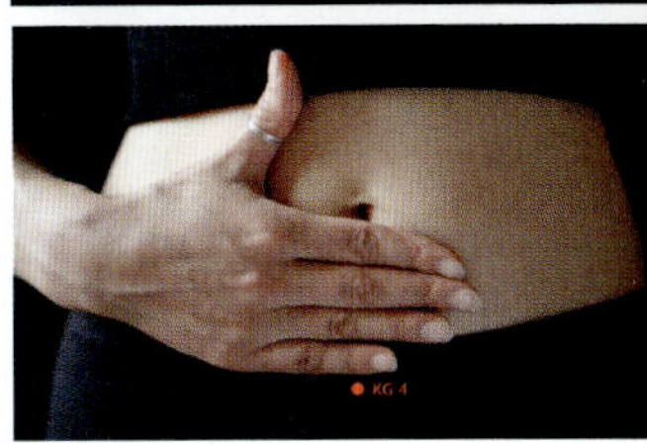

»Niere«

- Konzeptionsgefäß (KG) 4, »Guanyuan« – Der Punkt liegt vier Fingerbreit unterhalb des Bauchnabels. Er wirkt regulierend auf das Qi. Außerdem kontrolliert und senkt er das Yang. Er wird bei der Behandlung von unterschiedlichen Unterleibsbeschwerden eingesetzt.

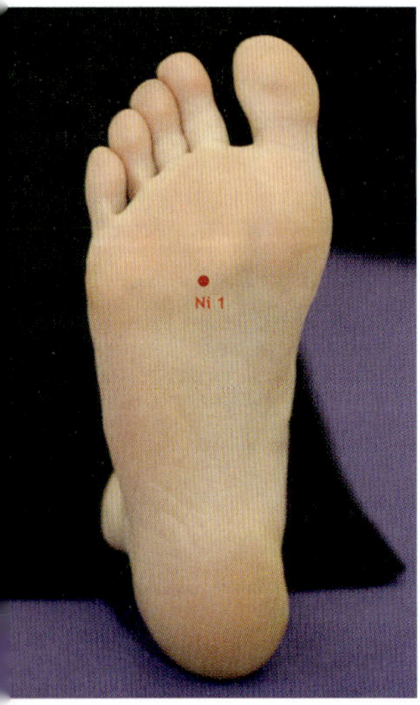

- Niere (Ni) 1, »Yongquan« – Der »Yongquan« befindet sich am Mittelpunkt des Fußballens, im ersten Drittel des Fußes. Er wird auch als »die sprudelnde Quelle« bezeichnet. Er befreit die Sinnesorgane und hat eine entspannende Wirkung auf den Organismus. Außerdem wird er bei der Behandlung von Ängsten, Impotenz, Ohnmacht oder Asthma stimuliert.

Auch eine regelmäßige »Bauchmassage« (siehe S. 121ff.) übt einen günstigen Einfluss auf Ihren Körper aus.

Ernährung

Mit den folgenden Nahrungsmitteln und Gewürzen können Sie die Funktionskreise »Milz« und »Niere« stärken.

Milzfunktionskreis

Fleisch, Geflügel, Fisch:

- Ente (kräftigt den »Magen«)
- Hammelfleisch (kräftigt und wärmt den »Magen«)
- Rindfleisch (stärkt die »Milz« und den »Magen«)
- Wachteln (stärken alle Funktionskreise)
- fetter Fisch (stärkt alle fünf Funktionskreise)

Gemüse, Getreide, Kräuter:

- Dill (günstig für die »Milz«, lindert Bauchschmerzen)

- Erbsen (bringen die Fnergie von »Magen« und »Milz« ins Gleichgewicht)
- Gewürznelke (führt dem »Magen« Wärme zu)
- Karotten (kräftigen die »Milz«)
- Sellerie und Petersilie (unterstützen zusätzlich die Funktion von »Milz« und »Magen«)
- Kartoffeln (kräftigen die »Milz« und lindern Sodbrennen)
- Kastanien (kräftigen den »Magen« und stärken die »Milz«)
- Knoblauch (in Maßen genossen erwärmt er »Milz« und »Magen«)
- Mais (stärkt den »Magen«)
- Mangold (stabilisiert die Energie der »Milz«)
- Reis (stärkt die Milzfunktion)
- Tomaten (kräftigen den »Magen«)
- Weiße Rübchen (helfen bei Magenübersäuerung)

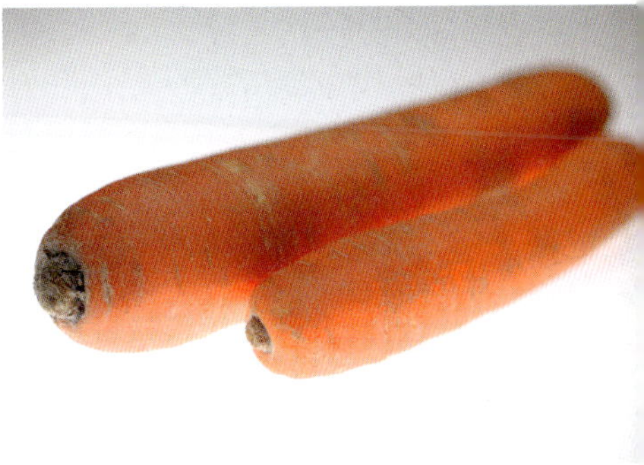

Obst:

- Feigen (kräftigen den »Magen« und reinigen die Eingeweide)

Verschiedenes:

- Honig (stabilisiert das Gleichgewicht zwischen Nährenergie und Abwehrenergie)
- Kuhmilch (wirkt allgemein kräftigend)

Nierenfunktionskreis

Fleisch, Geflügel, Fisch:

- Hähnchenfleisch (stärkt die »Niere«)
- Hammelfleisch (kräftigt die »Niere«)

- Schweinefleisch (kräftigt die »Niere«)
- Wachteln (stärken alle Funktionskreise)
- Krabben (kräftigen die »Niere«)
- Taschenkrebs (stärkt die Knochen, die dem Nierenfunktionskreis zugeordnet sind)
- Magerer Fisch wie Karpfen, Kabeljau, Seelachs, Lachs, Weißfisch, Seehecht, Seezunge und Steinbutt (fördert die Zirkulation und das Ausscheiden von Flüssigkeiten)

Gemüse, Getreide, Kräuter:

- Dill (günstig für die »Milz« und die »Niere«)
- Fenchel (löst die Kälte auf und wärmt die »Niere«)
- Gewürznelke (führt der »Niere« Wärme zu)
- Kohl und Lauch (stärken die »Niere«)

Verschiedenes:

- Honig (stabilisiert das Gleichgewicht zwischen Nährenergie und Abwehrenergie)
- Kuhmilch (wirkt allgemein kräftigend)

Als Beilage zur beiden Diätvorschlägen eignen sich alle weitgehend neutralen Speisen wie Reis, Kartoffeln, Nudeln, Hirse und Couscous.

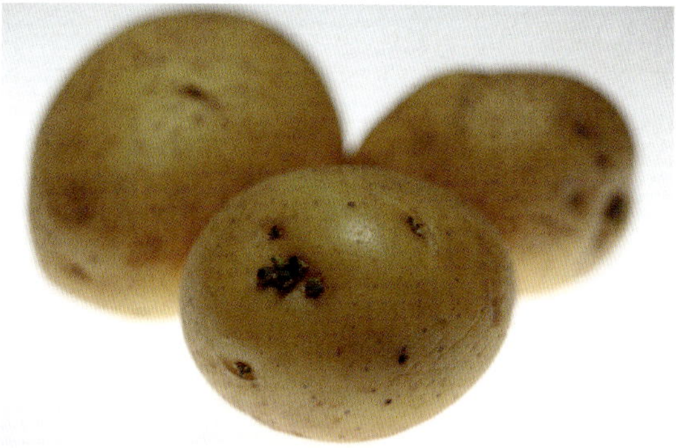

Die Eigentherapiepläne

Bis zu dieser Stelle war es meine Aufgabe, Ihnen zu zeigen, welche Übungen und Tipps Ihnen bei Regelbeschwerden, PMS und in den Wechseljahren helfen können, die Symptome zu schwächen. Auch für den besten Start ins Leben Ihres ungeborenen Kindes habe ich Ihnen Qigong- und Entspannungsübungen sowie Techniken zur Stimulation der Akupunkturpunkte gezeigt. Doch nützen Ihnen dieses Kenntnisse und Fähigkeiten, wenn Sie sie nicht nutzen? Zum Abschluss eine meiner Qigong-Ausbildungen sagte die Leiterin: »Ich habe dir alles gezeigt und du besitzt mit diesem Wissen ein Schatzkästchen. Ob und wann du es öffnet, liegt an dir.« Nun liegt es an Ihnen, die Methoden und Hilfsmittel in Ihr Leben zu integrieren und Ihr privates Schatzkästchen zu öffnen.

Was auf den ersten Blick als zusätzliche Belastung erscheinen mag, als Mehrarbeit für Sie in einem ohnehin überfrachteten Alltag, zeigt sich in der Umsetzung als realitätsnah. Meine Idee war es, Ihnen alltagstaugliche Hilfen anzubieten. Sie werden sehr schnell feststellen, dass alle Übungen und Anwendungen sehr leicht zu erlernen sind und nur einen geringen Anteil Ihrer Tageszeit beanspruchen. Die Ernährung gehört ohnehin zum Alltag und stellt daher keine große Herausforderung dar. Sie müssen nur einer Anpassung der Nahrungsmittel vornehmen und so die Energie in die »richtigen« Wege leiten.

Wichtig für den Erfolg der Selbstbehandlung ist es, dass Sie Ihre Methode finden. Sie können dies nur durch Ausprobieren verwirklichen. Leider birgt jeder Versuch auch die Möglichkeit eines Misserfolgs. Damit der erste Rückschlag Sie nicht schon zur Aufgabe verleitet, habe ich Ihnen Eigentherapiepläne zusammengestellt. Sie können darin nachlesen, wie oft Sie die verschiedenen Methoden ausprobiert haben. Habe ich den Plan wirklich konsequent gelebt oder gibt es noch zu viele »Fehlzeiten«, die den Erfolg vielleicht verhindern?

Denken Sie immer an die Grundregeln des Taijiquans: Herz – Gedanken – Energie – Kraft. Lassen Sie die Intuition zur klaren Vorstellung reifen, nur so können Sie die Energien und Kräfte freisetzen, die Ihnen helfen.

Regelbeschwerden und PMS

Zeitpunkt:

Beginnen Sie dieses Programm eine Woche vor dem Eintreten der Regelblutung, und setzen Sie die Übungen und Anwendungen bis zum Ende der Blutung fort.

Qigong:

a) »Den Körper drehen und den Mond anschauen« (siehe S. 103f.)
b) »Wirbelsäule und Nieren stärken« (siehe S. 105f.)
c) »Das innere Qi beruhigen« (siehe S. 111ff.)
d) »Den Atem fließen lassen« (siehe S. 106ff.)
e) »Die Brust weiten« (siehe S. 108f.)
f) »Die Arme schwenken« (siehe S. 110f.)

Ihre Wahl tragen Sie bitte in die beiden Kästchen ein:

Wann haben Sie trainiert?

Montag	Dienstag	Mittwoch	Donnerstag	Freitag	Samstag	Sonntag

Entspannung:

a) »Das innere Lächeln« (siehe S. 115)
b) »Selektive Entspannung« (siehe S. 116)
c) »Energiekreislauf« (siehe S. 116ff.)

Ihre Wahl tragen Sie bitte in die beiden Kästchen ein:

Zur Selbstkontrolle notieren Sie, an welchen Tagen Sie aktiv waren:

Montag	Dienstag	Mittwoch	Donnerstag	Freitag	Samstag	Sonntag

Akupressur/Massage:

a) »Reibe die Shenshu« (siehe S. 120f.)
b) »Bauchmassage« (siehe S. 121f.)

Massage oder Akupressur bei gesundheitlichen Beschwerden vor der Regelblutung und bei stärkeren Regelschmerzen:

c) KG 3 (siehe S. 123)
d) Mi 10 (siehe S. 123)
e) Mi 6 und Gb 39(siehe S. 123f.)

Massage oder Akupressur bei schwachen Schmerzen:

f) Ma 36 (siehe S. 124)
g) Mi 6 und Gb 39 (siehe S. 123f.)
h) Bl 60 und Ni 3 (siehe S. 125)

Ein Punkt mit besonderer Wirkung:

i) KG 4 (siehe S. 125f.)

Beobachten Sie, wie stark Ihre Schmerzen und Beschwerden sind. Als starke Schmerzen gelten Beschwerden, deren Intensität Sie in Ihrem Alltagsleben und an Freizeitaktivitäten hindern. Egal, ob Sie starke oder schwache Beschwerden haben, sollten Sie die Massagen durchführen.

Ihre Wahl tragen Sie bitte in die beiden Kästchen ein:

Zur Selbstkontrolle notieren Sie, an welchen Tagen Sie aktiv waren:

Montag	Dienstag	Mittwoch	Donnerstag	Freitag	Samstag	Sonntag

Berücksichtigen Sie auch die Ernährungstipps!

Unerfüllter Kinderwunsch

Qigong:

a) »Der Kranich breitet seine Schwingen aus – Erste Übung« (siehe S. 132ff.)
b) »Der Kranich breitet seine Schwingen aus – Zweite Übung« (siehe S. 136ff.)
c) »Der Kranich breitet seine Schwingen aus – Dritte Übung« (siehe S. 139f.)
d) »Diagonales Schieben« (siehe S. 141)

Ihre Wahl tragen Sie bitte in die beiden Kästchen ein:

Wann haben Sie trainiert?

Montag	Dienstag	Mittwoch	Donnerstag	Freitag	Samstag	Sonntag

Entspannung:

a) »Reduzieren Sie äußere Einflüsse« (siehe S. 142f.)
b) sämtliche beschriebenen Entspannungsübungen

Ihre Wahl tragen Sie bitte in die beiden Kästchen ein:

Zur Selbstkontrolle notieren Sie, an welchen Tagen Sie aktiv waren:

Montag	Dienstag	Mittwoch	Donnerstag	Freitag	Samstag	Sonntag

Akupressur/Massage:

a) »Qigong-Nierenmassage« (siehe S. 145f.)

b) KG 3 (siehe S. 144)

c) Ni 3 (siehe S. 144)

Ihre Wahl tragen Sie bitte in die beiden Kästchen ein:

Zur Selbstkontrolle notieren Sie, an welchen Tagen Sie aktiv waren:

Montag	Dienstag	Mittwoch	Donnerstag	Freitag	Samstag	Sonntag

Ziehen Sie nach vier Wochen ein Resümee. Wenn sich der gewünschte Erfolg eingestellt hat, fahren mit dem Programm für Schwangere fort.

Während der Schwangerschaft

Qigong zur Begleitung der Schwangerschaft:

a) »Das innere Qi beruhigen – sitzend« (siehe S. 155ff.)
b) »Den Atem fließen lassen – sitzend« (siehe S. 157f.)
c) »Die Brust weiten – sitzend« (siehe S. 158)
d) »Die Arme schwenken – sitzend« (siehe S. 159f.)
e) »Inneres Qi beruhigen mit Organlächeln« (siehe S. 160f.)

Qigong zur Stärkung der Abwehrkraft und Vorbeugung gegen Neurodermitis:

f) »Fünf-Elemente-Qigong – Das Metall« (siehe S. 172ff.)

Ihre Wahl tragen Sie bitte in die beiden Kästchen ein:

Wann haben Sie trainiert?

Montag	Dienstag	Mittwoch	Donnerstag	Freitag	Samstag	Sonntag

Nach vier Wochen können Sie mit den Übungen wieder von vorn beginnen. Vielleicht haben Sie aber auch »Ihre« Übung gefunden, die Sie leicht in Ihren Alltag integrieren können.

Entspannung:

a) »Die weiche Methode des Atemanhaltens« (siehe S. 161ff.)
b) »Das innere Lächeln« (siehe S. 115)
c) »Die Energie im Körper zum Fließen bringen« (siehe S. 116ff.)

d) »Reduzieren Sie äußere Einflüsse« (siehe S. 142f.)
e) »Energiekreise verbessern Ihr Bauchgefühl« (siehe S. 163)

Ihre Wahl tragen Sie bitte in die beiden Kästchen ein:

Zur Selbstkontrolle notieren Sie, an welchen Tagen Sie aktiv waren:

Montag	Dienstag	Mittwoch	Donnerstag	Freitag	Samstag	Sonntag

Akupressur/Massage:
a) »Reibe die Shenshu« (siehe S. 120f.)
b) »Bauchmassage« (siehe S. 121f.)

Die beiden Massagen sind während der gesamten Schwangerschaft hilfreich und sollten täglich gemacht werden.

Ersten Phase der Schwangerschaft bis einschließlich dem fünften Monat:
a) Mi 9 und Gb 34 (siehe S. 164)
b) Ma 36 (siehe S. 164)

In dieser Zeit sollten Sie verstärkt Lebensmittel, die den Funktionskreis »Leber« stärken, zu sich nehmen.

Ihre Wahl tragen Sie bitte in die beiden Kästchen ein:

Zur Selbstkontrolle notieren Sie, an welchen Tagen Sie aktiv waren:

Montag	Dienstag	Mittwoch	Donnerstag	Freitag	Samstag	Sonntag

Zweiten Phase der Schwangerschaft ab dem sechsten Monat:

c) Ma 36 (nur bis zum siebten Monat; siehe S. 164)

d) Bl 23 (siehe S. 164)

e) LG 4 (siehe S. 165)

In dieser Zeit sollten Sie verstärkt Lebensmittel, die die Funktionskreise »Niere« und »Lunge« stärken, zu sich nehmen.

Ihre Wahl tragen Sie bitte in die beiden Kästchen ein:

Zur Selbstkontrolle notieren Sie, an welchen Tagen Sie aktiv waren:

Montag	Dienstag	Mittwoch	Donnerstag	Freitag	Samstag	Sonntag

Ein Tipp! Da die Qigong-Übung »Fünf-Elemente-Qigong – Das Metall« in der Schwangerschaft auch im Sitzen zu anstrengend wird, können Sie Ihr Lungen-Qi auch durch den Energieton »SZ« (siehe S. 175) stärken.

In den Wechseljahren

Qigong:

a) »Energieverteilung im Stehen« (siehe S. 184f.)
b) »Fünf-Elemente-Qigong – Die Erde« (siehe S. 185ff.)

Gerne können Sie auch auf die anderen Qigong-Übungen dieses Buches zurückgreifen, denn Sie harmonisieren den Energieausgleich im Körper und wirken sich günstig auf das Hormonsystem aus.

Ihre Wahl tragen Sie bitte in die beiden Kästchen ein:

Wann haben Sie trainiert?

Montag	Dienstag	Mittwoch	Donnerstag	Freitag	Samstag	Sonntag

Entspannung:

»Entspannung in Schichten« (siehe S. 188f.)

Auch hier können Sie alle Entspannungsmethoden aus dem Buch ausprobieren. Sie haben die freie Wahl, entscheiden Sie nach Ihrem Bauchgefühl.

Ihre Wahl tragen Sie bitte in die beiden Kästchen ein:

Zur Selbstkontrolle notieren Sie, an welchen Tagen Sie aktiv waren:

Montag	Dienstag	Mittwoch	Donnerstag	Freitag	Samstag	Sonntag

Akupressur/Massage:

a) »Reibe die Shenshu« (siehe S. 120f.)

b) »Bauchmassage« (siehe S. 121f.)

c) Ma 36 (siehe S. 191)

d) Ma 25 (siehe S. 191)

e) KG 4 (siehe S. 191)

f) Ni 1 (siehe S. 192)

Ihre Wahl tragen Sie bitte in die beiden Kästchen ein:

Zur Selbstkontrolle notieren Sie, an welchen Tagen Sie aktiv waren:

Montag	Dienstag	Mittwoch	Donnerstag	Freitag	Samstag	Sonntag

Ihre Ausdauer, Geduld und Gelassenheit waren in den letzten Wochen gefragt, in denen Sie das Selbsthilfekonzept in Ihr Leben integriert haben. Wenn Sie diese Tugenden zu den Ihren machen konnten, bin ich mir sicher, dass es Ihnen ganzheitlich besser geht und Sie sich wohler fühlen. Auch für die Zukunft sollten Sie diese Tugenden weiterhin nutzen, denn nur durch ein regelmäßiges Üben können Sie die Energiepotenziale freisetzen. Ich vertraue aus den Erfahrungen mit diesen Programmen auf die Wirkungen für Ihre Gesundheit. Tun Sie es auch, und genießen Sie Ihre Erfolge auf dem Weg der kleinen Schritte zu mehr Lebensqualität.

Sonderteil – Ätherische Öle

Ätherische Öle – Der sinnliche Weg

Sie treten mit Ihren Sinnen in Kontakt mit der Umwelt. Mit den Sinnen empfangen Sie unausgesprochene Informationen und leiten sie weiter. Erst durch das Zusammenspiel aller Sinne werden Zusammenhänge ganzheitlich erfasst. Vor allem in China, Persien, Ägypten und Indien haben aromatische Substanzen schon seit langer Zeit ihren festen Platz in der Gesundheitspflege. Die Aromatherapie, eine Bezeichnung der Naturheilkunde für die Heilanwendung mit ätherischen Ölen, kam zu Beginn des 20. Jahrhunderts auf, als dieses Konzept für die moderne Medizin wiederentdeckt wurde. Sie war in Europa lange Zeit in Vergessenheit geraten. Körperliche Krankheitssymptome, aber auch begleitende oder auslösende seelische und geistige Probleme werden bei der Aromatherapie berücksichtigt. Die Pflanzenessenzen, die einen hormonähnlichen Charakter besitzen, entfalten ihre Wirkung durch die individuellen Schwingungsmuster.

Was sind ätherische Öle?

Ätherische Öle sind die Quintessenz der Pflanzen. Sie enthalten den speziellen Duft der Pflanze und geben deren Lebenskraft und Energie in konzentrierter Form wieder. Die natürliche Energie, die die Pflanzen durch die Verbindung von Materie und Licht gespeichert haben, ist im ätherischen Öl enthalten. Die Essenzen werden aus Blättern, Blüten, Fruchtschalen, Wurzeln oder Baumrinden gewonnen. Die Herstellung erfolgt in aufwendigen Verfahren, z. B. durch Kaltpressung, Wasserdampfdestillation oder Extraktion, die nur kleine Produktionsmengen zulassen. Für die Anwendung im gesundheitlichen Bereich sollten Sie nur die Öle nutzen, die natürlich hergestellt wurden. Diese Öle tragen die Bezeichnung »100%

natürlich hergestelltes Öl«. Es gibt auch »naturidentische Öle«, die synthetisch produziert werden. Diese Öle besitzen keine wohltuende oder heilende Wirkung wie die Naturprodukte.

Allgemeine und spezielle Indikationen

Öle wirken bei vielen Beschwerden. Sie können sie zur Fiebersenkung, zur Hemmung von Entzündungen, zur Linderung schmerzhafter Menstruationsbeschwerden, zur Hemmung oder Anregung der Schweißbildung, aber auch zur Anregung des Appetits oder zur Beeinflussung des Blutdrucks einsetzen. Sie wirken bei funktionellen Störungen, z. B. Verdauungsproblemen oder Regelbeschwerden, bei Befindlichkeitsstörungen, z. B. Nervosität oder Kopfschmerzen, bei leichteren Krankheiten, z. B. einem grippalen Infekt oder Entzündungen, oder bei chronischen Erkrankungen. Jedes Öl hat einen speziellen Wirkungsbereich. Bergamotteöl beispielsweise wird gegen Konzentrationsschwäche oder mangelndes Selbstvertrauen eingesetzt. Es löst nervöse Anspannung und wirkt positiv bei Depressionen. Im körperlichen Bereich wird es bei der Behandlung von Verdauungsproblemen, grippalen Infekten, Bauchkrämpfen, Akne und Mandelentzündungen verwendet. Fenchelöl wirkt bei vielen Frauenproblemen, wie z. B. Brustdrüsenentzündung, Wechseljahrsbeschwerden oder ausbleibender bzw. schmerzhafter Regelblutung. Nach der Geburt kann es zur Stimulation der Milchproduktion eingesetzt werden. Außerdem beugt es Nervosität und Unruhe bei Kleinkindern vor. Bei Kopfschmerzen sollten Sie Pfefferminzöl anwenden. Es ist zudem ein Hilfsmittel bei geistiger Erschöpfung, Schwindelanfällen, Entzündungen der Mandeln und der Nasennebenhöhlen. Schlafstörungen können Sie mit Melissenöl entgegenwirken. Bei einer Entzündung des Zahnfleisches wirkt Orangenschalenöl. Harnwegserkrankungen oder Blasenentzündung werden mit Wachholderbeerenöl gelindert.

Die Anwendung

So vielfältig wie die Anwendungsmöglichkeiten sind, so unterschiedlich sind auch die Techniken in der Aromatherapie. Der natürlichste Weg ist die Atmung. Die

Aufnahme der Wirkstoffe über die Schleimhäute ist der effektivste Weg, wie Sie eine schnelle Linderung der Beschwerden erreichen können. Mithilfe einer Duftlampe oder durch das Inhalieren gelangen die Informationen der Pflanzenessenzen auf dem direkten Weg zum Gehirn und können dort verarbeitet werden. Spülen, Dampfbäder oder eine Tamponeinlage mit ätherischen Ölen haben eine ähnlich schnelle Wirkung.

Die Öle können aber auch durch die Haut aufgenommen werden. Die fettlöslichen Öle gelangen über das Blut, das Körpergewebe oder auch über die Meridiane direkt zu den Organen. Das Öl wird dabei durch Reibungen oder eine Massage, durch die gezielte Anwendung auf bestimmte Körperzonen oder durch die punktuelle Akupressur auf die Haut aufgetragen.

Trägeröle werden meistens als Grundlage für Ölmischungen verwendet. Sie haben eine eigene Heilwirkung, die die Wirkung der sogenannten Leitöle verstärkt. Das Leitöl jedoch bestimmt, welche Beschwerden mit der Mischung behandelt werden. Die bekanntesten Trägeröle sind das Johanniskrautöl, das besonders haltbare Jojobaöl, das Aloe-Vera-Öl und das geruchsneutrale Mandelöl.

Die Auswahl des Öls

Jeder Duft vermittelt Nachrichten, die das Zentralnervensystem empfängt. Wird der Duft vom Gehirn angenommen, hat der Mensch die wirksame Essenz gefunden. Das Gedächtnis speichert die Wirkung als entspannend, anregend oder harmonisierend. Dieses Empfinden kann sich im Laufe des Lebens allerdings verändern. Sie sollten also bei der Auswahl des Öls auf die Signale Ihres Körpers achten. Das große Angebot an unterschiedlichen Ölen mit einem ähnlichen Wirkungsspektrum macht die Auswahl des richtigen Öls leicht. Wenn ätherische Öle richtig dosiert und angewendet werden, sind sie frei von Nebenwirkungen. Bei einer missbräuchlichen oder unsachgemäßen Anwendung können aber unangenehme Nebenwirkungen, wie z. B. Schwindel, Kopfschmerzen, Asthma oder allergische Reaktionen, auftreten. Viele Menschen vertragen bestimmte Öle nicht, und es kommt daher zu Reaktionen des Körpers auf das Öl. In Zweifelsfällen sollten Sie daher einen ausgebildeten Aromatherapeuten um Rat fragen.

Ätherische Öle bei Regelbeschwerden, in der Schwangerschaft und in den Wechseljahren

Ich habe Ihnen eine Auswahl von Ölen zusammengestellt, die sich für die Stimulation der Akupunkturpunkte besonders gut eignen. Wählen Sie ein Öl nach Ihrem persönlichen Empfinden aus, oder richten Sie sich nach der Wirkung der Öle. Vorrang sollte aber immer Ihr persönliches Empfinden haben. Benutzen Sie niemals ein Öl, dessen Geruch Sie eher abstößt.

Massieren Sie einfach das Öl in die Akupunkturpunkte ein, die Sie in den entsprechenden Eigentherapieteilen des Buches finden. Es wirkt wie eine Akupunktur, weil es schnell in die Haut einzieht und seine Energie direkt auf die Punkte überträgt.

Regelbeschwerden und PMS

- Angelika
- Anis
- Basilikum
- Fenchel
- Geranien
- Jasmin
- Muskatellersalbei
- Lavendel
- Pfefferminze
- Zypressen

Schwangerschaft

- Cajeput
- Muskatellersalbei
- Ylang-Ylang
- Zedernholz
- Rosmarin

Wechseljahre

- Lavendel
- Pfefferminze
- Ylang-Ylang

Fachchinesisch

Zur Erleichterung der Arbeit mit diesem Buch habe ich alle Fachbegriffe der chinesischen Medizin in Kurzform erläutert.

Angst	Emotion, die dem Funktionskreis »Niere« und dem Element Wasser zugeordnet ist.
Akupressur	Methode der Traditionellen Chinesischen Medizin (TCM) zur Beeinflussung des Energiehaushalts, die ausgesuchte Punkte mithilfe von Drücken und Massage stimuliert.
Akupunktur	Methode der TCM, die ausgesuchte Punkte durch das Stechen stimuliert.
Akupunkturpunkte	Über diese Punkte lässt sich die Energie im Körper beeinflussen.
bitter	Geschmack, der dem Funktionskreis »Herz« und dem Element Feuer zugeordnet ist.
Blasen-Meridian	Er ist ein Yang-Fuß-Meridian und ein Teil des Funktionskreises »Niere – Blase«. Therapeutische Bedeutung: Kopfschmerzen, Augenerkrankungen, Rückenschmerzen, Rheuma
Dantien	Der Begriff steht für »Energiezentrum«, auch Zinnoberfeld genannt. Es existieren fünf Energiezentren, die im Oberkörper verteilt sind.
Dickdarm-Meridian	Er ist ein Yang-Hand-Meridian und ein Teil des Funktionskreises »Lunge – Dickdarm«. Therapeutische Bedeutung: Erkältung, Bauch- und Zahnschmerzen, Verdauungsprobleme

Dreifacher-Erwärmer-Meridian — Er ist ein Yang-Hand-Meridian und der Partnermeridian des Herzbeutel-Meridians. Er versorgt den Brust-, den Ober- und den Unterbauchraum mit Energie.
Therapeutische Bedeutung: Kopfschmerzen, Migräne, Hörstörungen, rheumatische Beschwerden

Dünndarm-Meridian — Er ist ein Yang-Hand-Meridian und ein Teil des Funktionskreises »Herz – Dünndarm«.
Therapeutische Bedeutung: Hörstörungen, rheumatische Beschwerden, Stoffwechselerkrankungen, Schulter- und Nackenschmerzen

Dumai — Siehe Lenkergefäß

Einflüsse — Die sechs klimatischen Einflüsse sind Trockenheit, Hitze, Feuchtigkeit, Wind, Kälte und Sommerhitze.

Ernährungsrhythmus — Dies ist eine Bewegungsrichtung, die innerhalb der Fünf-Elemente-Wandlungsphasen existiert. Ernährung bedeutet vereinfacht die Stärkung des folgenden Funktionskreises.

Freude — Emotion, die dem Funktionskreis »Herz« und dem Element Feuer zugeordnet ist.

Fünf Elemente — Ein System, das die natürlichen Abläufe und Zusammenhänge in der Natur und im Menschen beschreibt.

Funktionskreis — Der Mensch hat fünf Funktionskreise. In jedem Funktionskreis sind jeweils zwei Meridiane, die in einem besonderen Verhältnis zueinander stehen, in einer Einheit zusammengefasst.

Gallenblasen-Meridian — Er ist ein Yang-Fuß-Meridian und ein Teil des Funktionskreises »Leber – Gallenblase«.
Therapeutische Bedeutung: Kopfschmerzen, Hörstörungen, Fieber

Grübeln — Emotion, die dem Funktionskreis »Milz« und dem Element Erde zugeordnet ist.

»Herz« — Der Funktionskreis in der TCM ist für die Gefäße, das »Blut«, für Bewusstsein und Verstand zuständig. Der zugeordnete Funktionskreis ist der »Dünndarm«.

Herzbeutel-Meridian	Er ist ein Yin-Hand-Meridian und der Partnermeridian des Dreifache-Erwärmer-Meridians. Er ist auch als Perikard- oder Kreislauf-Meridian bekannt. Therapeutische Bedeutung: Kreislauf- und Durchblutungsprobleme, Herzrasen und Herzangst
Herz-Meridian	Er ist ein Yin-Hand-Meridian und ein Teil des Funktionskreises »Herz – Dünndarm«. Therapeutische Bedeutung: Herzprobleme, Schlaflosigkeit und Depression
Kontrollrhythmus	Dies ist eine Bewegungsrichtung, die innerhalb der Fünf Elemente-Wandlungsphasen existiert. Kontrolle bedeutet vereinfacht, dass auf die überschießende Energie eines Funktionskreises eingewirkt werden kann.
Konzeptionsgefäß	Es wird auch als das »Meer des Yin« oder Renmai bezeichnet. Therapeutische Bedeutung: Asthma, urologische Erkrankungen und Schwäche
Jing	Diese Essenz zählt zu den Körpersäften. Körperlich wird Jing als der Samen des Lebens angesehen, geistig entspricht es der Kreativität. Es bildet die Grundlage des körperlichen Yin-Yang-Verhältnisses und stammt aus dem Funktionskreis »Niere«.
»Leber«	Der Funktionskreis in der TCM ist für die Bewegung von Qi und »Blut« zuständig. Ihm wird der Funktionskreis »Gallenblase« zugeordnet.
Leber-Meridian	Er ist ein Yin-Fuß-Meridian und ein Teil des Funktionskreises »Leber – Gallenblase«. Therapeutische Bedeutung: urologische Störungen, Leberprobleme, Hexenschuss
Lenkergefäß	Es wird auch als das »Meer des Yang« oder Dumai bezeichnet. Therapeutische Bedeutung: Wirbelsäulenprobleme, Kopfschmerzen und Verspannungen der Rückenmuskulatur

»Lunge«	Der Funktionskreis in der TCM ist für das Qi, besonders für das Abwehr-Qi, zuständig. Der zugeordnete Funktionskreis ist der »Dickdarm«.
Lungen-Meridian	Er ist ein Yin-Hand-Meridian und ein Teil des Funktionskreises »Lunge – Dickdarm«. Therapeutische Bedeutung: Infektanfälligkeit, Erkrankung der Atemwege, Schmerzen im Bereich der Schulterblätter, Beklemmungsgefühle
Magen-Meridian	Er ist ein Yang-Fuß-Meridian und ein Teil des Funktionskreises »Milz – Magen«. Therapeutische Bedeutung: Magenprobleme, vegetative Störungen, Ödeme
»Milz«	Der Funktionskreis in der TCM ist für die Umwandlung und das Verteilen der Nahrung sowie die Bildung des »Blutes«und die Verbreitung des »Blutes« im Körper zuständig. Der Partnerfunktionskreis ist der »Magen«.
Milz-Meridian	Er ist ein Yin-Fuß-Meridian und ein Teil des Funktionskreises »Milz – Magen«. Therapeutische Bedeutung: Magenprobleme, Kreislaufstörungen, hormonelle Beschwerden, Durchblutungsstörungen
Mutter-Sohn-Prinzip	Dies ist eine andere Bezeichnung für den »Ernährungsrhythmus«.
Nachdenken	Emotion, die dem Funktionskreis »Milz« und dem Element Erde zugeordnet ist.
»Niere«	Der Funktionskreis in der TCM ist für die Reproduktion, das Wachstum und die Geburt sowie für die Knochen zuständig. Sein Partnerfunktionskreis ist die »Blase«.
Nieren-Meridian	Er ist ein Yin-Fuß-Meridian und ein Teil des Funktionskreises »Niere – Blase«. Therapeutische Bedeutung: Hörstörungen, Asthma, Lungen- und Kreislaufprobleme
Qi	Dies ist die Lebensenergie, auch Vitalkraft oder Atem genannt. Es existieren elf Formen des Qi.

Qigong	Oberbegriff für Methoden, die auf das Qi einwirken und mit dem Qi arbeiten.
Renmai	Siehe Konzeptionsgefäß
salzig	Geschmack, der dem Funktionskreis »Niere« und dem Element Wasser zugeordnet ist.
sauer	Geschmack, der dem Funktionskreis »Leber« und dem Element Holz zugeordnet ist.
scharf	Geschmack, der dem Funktionskreis »Lunge« und dem Element Metall zugeordnet ist.
süß	Geschmack, der dem Funktionskreis »Milz« und dem Element Erde zugeordnet ist.
Trauer	Emotion, die dem Funktionskreis »Lunge« und dem Element Metall zugeordnet ist.
Wut	Emotion, die dem Funktionskreis »Leber« und dem Element Holz zugeordnet ist.
Xue	Der Begriff wird vereinfacht mit Blut übersetzt. Es handelt sich dabei um das Plasma, aber auch um Qi, das sich in substantieller Form im Xue wiederfindet.
Yin und Yang	Dieses Denkmodell beinhaltet die Prinzipien des Menschen und der Natur in Relation zueinander.
Zorn	Emotion, die dem Funktionskreis »Leber« und dem Element Holz zugeordnet ist.

Übungsverzeichnis

Qigong

Entspannung

Akupressur und Selbstmassage

Register

Literaturverzeichnis

Bethge, Philipe: Der liebende Affe. In: Spiegel Nr. 9/2005.

Blum, Jeanne Elizabeth: Chinesische Medizin für Frauen. Niedernhausen/Ts. 1998.

Coué; Émile: Die Selbstbemeisterung durch bewusste Autosuggestion. 278. – 287. Tausend der deutschen Ausgabe. Basel 2005.

Engelmeier, Peter W.; Rick, Susanne, Wer die Wahrheit sagt, braucht ein schnelles Pferd. Der Zitatenschatz für alle, die etwas zu sagen haben. Berlin 2008.

Gespräch mit Helen Fischer, geführt von Philip Bethe. In: Spiegel Nr. 9/2005.

Hempen, Carl-Hermann: dtv-Atlas zur Akupunktur. Tafeln und Texte. München 1995

Herr, M.; Junge, S.; Palu, D.; Schön, F.: Die seltsamen Wege der Intelligenz. In: Welt der Wunder Nr. 4/2008.

Jiao, Guorui: Qigong-Yangsheng. Gesundheitsfördernde Übungen der traditionellen chinesischen Medizin. 2. Auflage. Uelzen 1988.

Krach, Niels: Ch'i-Energie im Menschen. Arbeitshypothesen über das Wesen der Akupunktur. Uelzen 1978.

Leconte, Marianne: Die Yin-Yang-Diät. In bester Verfassung zum Idealgewicht. Abnehmen nach alter chinesischer Methode. Hamburg 1989.

Minker, Margaret: Hormon und Psyche. Frauen im Wechselbad der Gefühle. München 1996.

Molcho, Samy: Körpersprache im Beruf. München 1997.

Müller, Torben: Therapiekompass Alternativmedizin. In: Stern. Gesund leben Nr. 6/2007.

Ohashi, Wataru: Körperdeutung. Östliche Diagnose und Therapie. Darmstadt 2005.

Palu, Daniele: Die Charakterschmiede. In: Welt der Wunder 1/2008.

Schön, Friederike: Wie Musik das Gehirn heilt. In: Welt der Wunder. Nr. 3/2008.

Schön, Friederike: Wie uns das Gehirn verführt. In: Welt der Wunder. Nr. 12/2007.

Schöne, Friederike; Palu, Daniele. Geheimakte Ich. In: In Welt der Wunder. Nr 3/2009.

Stiefvater, Erich W. und Ilse R.: Chinesische Atemlehre und Gymnastik. 3., erweiterte Auflage. Heidelberg 1985.

Wagner-Link, Angelika: Aktive Entspannung und Streßbewältigung. Wirksame Methoden für Vielbeschäftigte. Renningen-Malmsheim 1996.

Wang, Qin: Gesund durch chinesische Medizin. Vorsorge und Selbsthilfe mit Qigong, Ernährung und Akupressur. Bearbeitet von Roland Pietsch. Heidelberg 1994.

Internet:

www.rund-ums-baby.de/gesundheit_baby/neurodermitis/Dr.med.A.Buss

www.naturheilkunde-online.de/naturheilkunde/fachartikel/schwangerschaft.html

www.medizinauskunft.de/artikel/diagnose/Frauengesundheit/30_09_pms.php

Haftungsausschluss

Die Angaben sowie die vorgeschlagenen Methoden und Mittel zur Selbsthilfe wurden vom Autor nach bestem Wissen zusammengestellt. Die Inhalte wurden mit größter Sorgfalt geprüft. Fehler können trotzdem nicht vollständig ausgeschlossen werden. Inhaltliche Fehler eröffnen keinen Haftungsanspruch gegen den Autor oder den Verlag. Beide übernehmen daher keine Garantie.

Die Inhalte dieses Werkes sind keine Heilzusagen und ersetzen in keinem Fall die Diagnose und Therapie von Erkrankungen und anderen körperlichen Störungen durch einen Arzt oder Heilpraktiker. Autor und Verlag distanzieren sich daher ausdrücklich von Heilaussagen und Heilversprechen. Die beschriebenen Methoden und Ernährungsvorschläge sind kein Therapieersatz. Besonders die Darstellung der chinesischen Diagnose dient nur der Information und ist keine Ferndiagnose.

Alle Informationen sollen Ratsuchenden eine unverbindliche Hilfe sein und können eine Therapie begleiten. Jeder Benutzer wird allerdings angehalten, ein Risiko sorgfältig für sich selbst zu prüfen beziehungsweise die Unbedenklichkeit für diesen Einzelfall durch Konsultation eines Arztes oder Heilpraktikers überprüfen zu lassen.

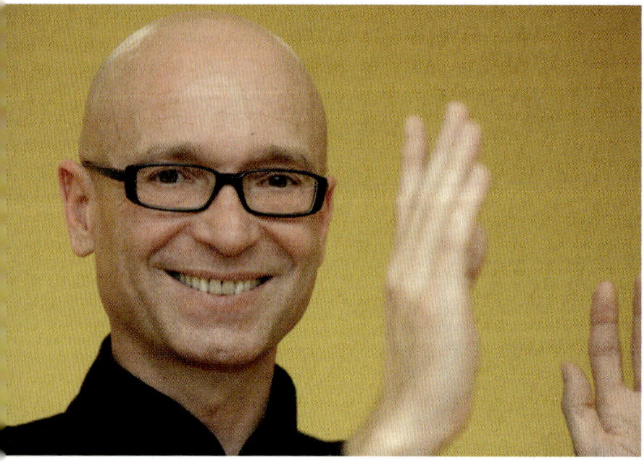

Frank Seefelder,
Jahrgang 1959,
lebt in Frankfurt und arbeitet als TCM-Lehrer, Seminarleiter und Dozent.

Sie wollen ein Seminar besuchen oder veranstalten?

Sie bieten Räume für die Seminarreihe zu den Themen der Gesundheitsreihe *„Leitfaden Chinesische Eigentherapie"* an?

Sie haben Fragen?

Besuchen Sie den Autor auf seiner Homepage:

www.frankseefelder.de

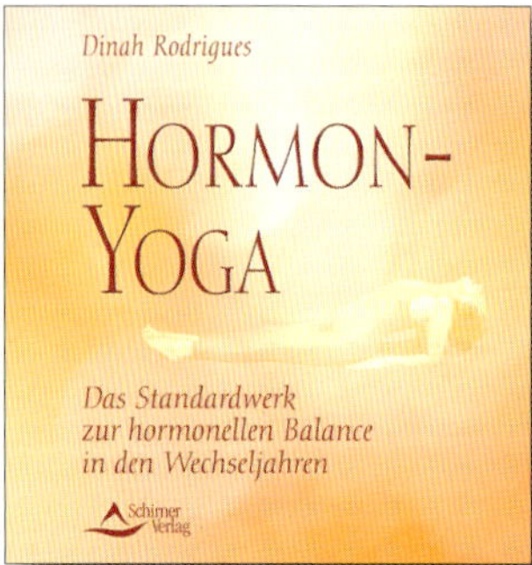

288 S., Klappenbroschur, durchgängig vierfarbig bebildert
ISBN 978-3-89767-220-8

Dinah Rodrigues

Hormon-Yoga

Das Standardwerk zur hormonellen Balance in den Wechseljahren

Mit umfassendem Sachverstand stellt die Autorin hier eine völlig neue Form des Yoga vor. Selbst wenn der Leser sich bis dahin noch nicht so gerne mit dem eigenen Körper beschäftigt hat, findet er hier sanfte, einfache Übungen, mit denen er den Hormonhaushalt ausgleichen kann. Anfänger, aber auch Menschen, die seit langem Erfahrungen mit Yoga haben, erhalten mit diesem Buch Übungen, die in einem ganz neuen Zusammenhang stehen und dem Leser die energetische Selbstverantwortung zurückgeben.

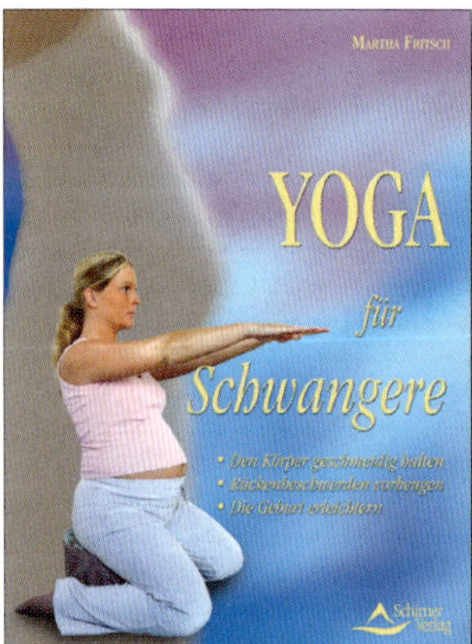

192 S., Paperback, durchgängig vierfarbig bebildert
ISBN 978-3-89767-169-7

Martha Fritsch

Yoga für Schwangere

Den Körper geschmeidig halten • Rückenbeschwerden vorbeugen • Die Geburt erleichtern

Dieses praxisorientierte Buch ist ein wertvoller Begleiter für werdende Mütter: Die Yogaübungen mit ansprechenden Bildern und klaren Anleitungen laden den Leser ein zum Bewegen, Spüren, Erforschen der eigenen Bedürfnisse. Sanfte Dehnungen und Vorschläge für eine verbesserte Körperhaltung verhelfen der Schwangeren zu einem beweglichen Rücken und einem geschmeidigen Körper. Sie erhält zudem Tipps, wie sie sich mit Stimme und Bewegung auf das Wunder der Geburt vorbereiten kann.